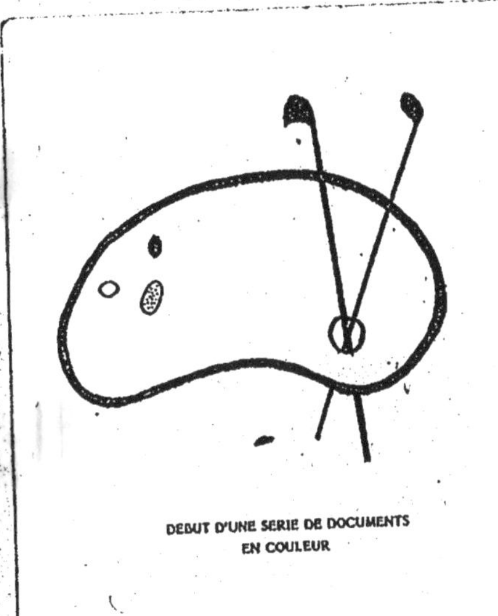
DEBUT D'UNE SERIE DE DOCUMENTS
EN COULEUR

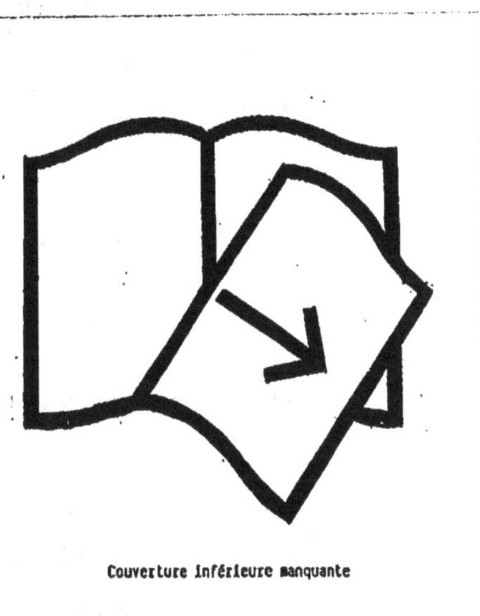
Couverture inférieure manquante

AF474726

BIBLIOTHÈQUE DES ACTUALITÉS
MÉDICALES ET SCIENTIFIQUES

L'ALCOOLISME

ÉTUDE MÉDICO-SOCIALE

EMPOISONNEMENT AIGU ET CHRONIQUE. — IVRESSE ET IVROGNERIE. — DELIRIUM TREMENS. — LES MALADIES DES BUVEURS. — L'ALCOOL ET LA DESCENDANCE. — HISTORIQUE DE L'ALCOOLISME. — SON EXPANSION PANDÉMIQUE. — L'ALCOOL ET LE SYSTÈME NERVEUX. — FOLIE ALCOOLIQUE. — LA RESPONSABILITÉ DES ALCOOLIQUES. — ACTION VARIÉE DES DIVERSES BOISSONS DISTILLÉES ET FERMENTÉES SUR L'ORGANISME. — LES EAUX-DE-VIE, L'ABSINTHE, LE VIN, LA BIÈRE, LE CIDRE. — CE QUE C'EST QUE LA DIPSOMANIE. — REMÈDES HYGIÉNIQUES, SOCIAUX, LÉGAUX, FISCAUX, ETC., POUR LA PRÉVENTION DU MAL. — TRAITEMENT MÉDICAL PROPREMENT DIT.

Par le Dr E. MONIN
Secrétaire de la Société française d'Hygiène, etc. etc.

Ouvrage couronné par la Société française de Tempérance et précédé d'une Préface

Par le Dr DUJARDIN-BEAUMETZ
(De l'Académie de Médecine)

PARIS
OCTAVE DOIN, ÉDITEUR
8, PLACE DE L'ODÉON, 8
1889

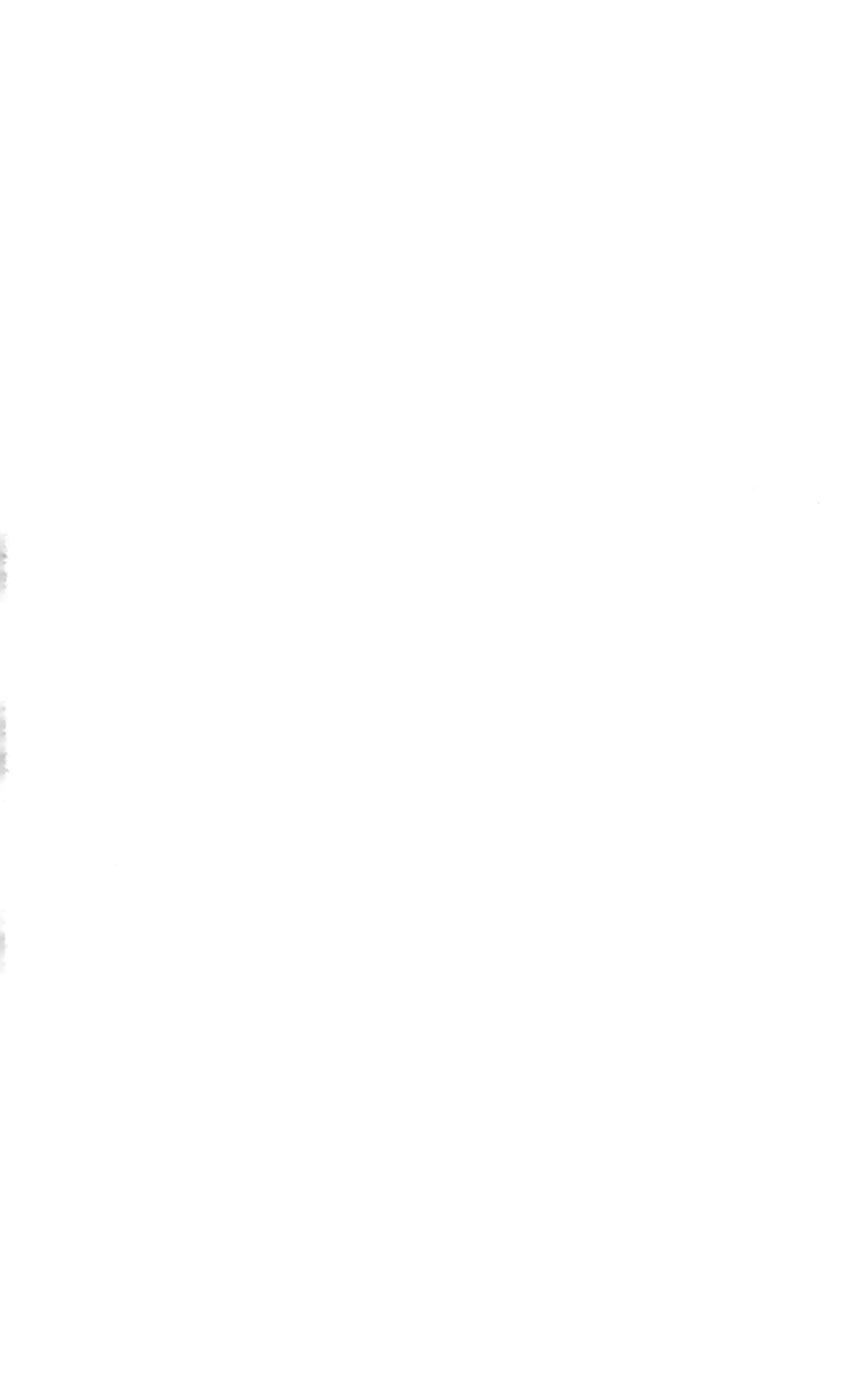

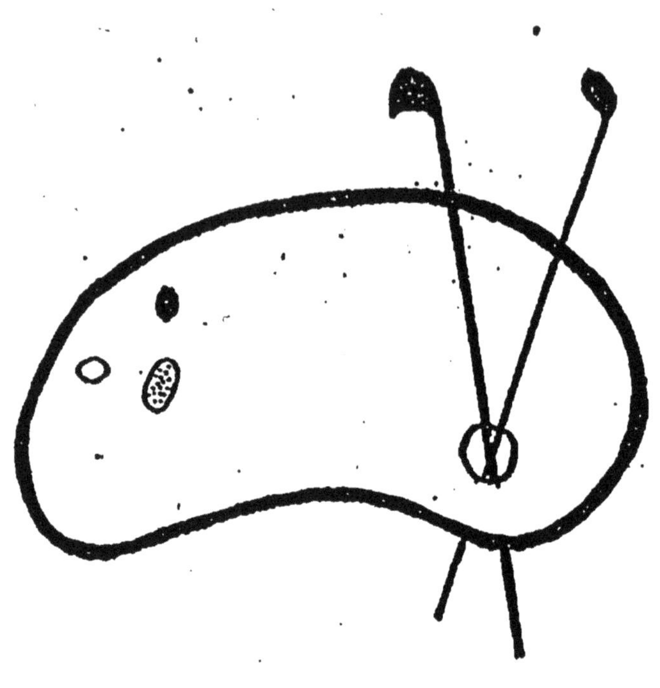

FIN D'UNE SERIE DE DOCUMENTS
EN COULEUR

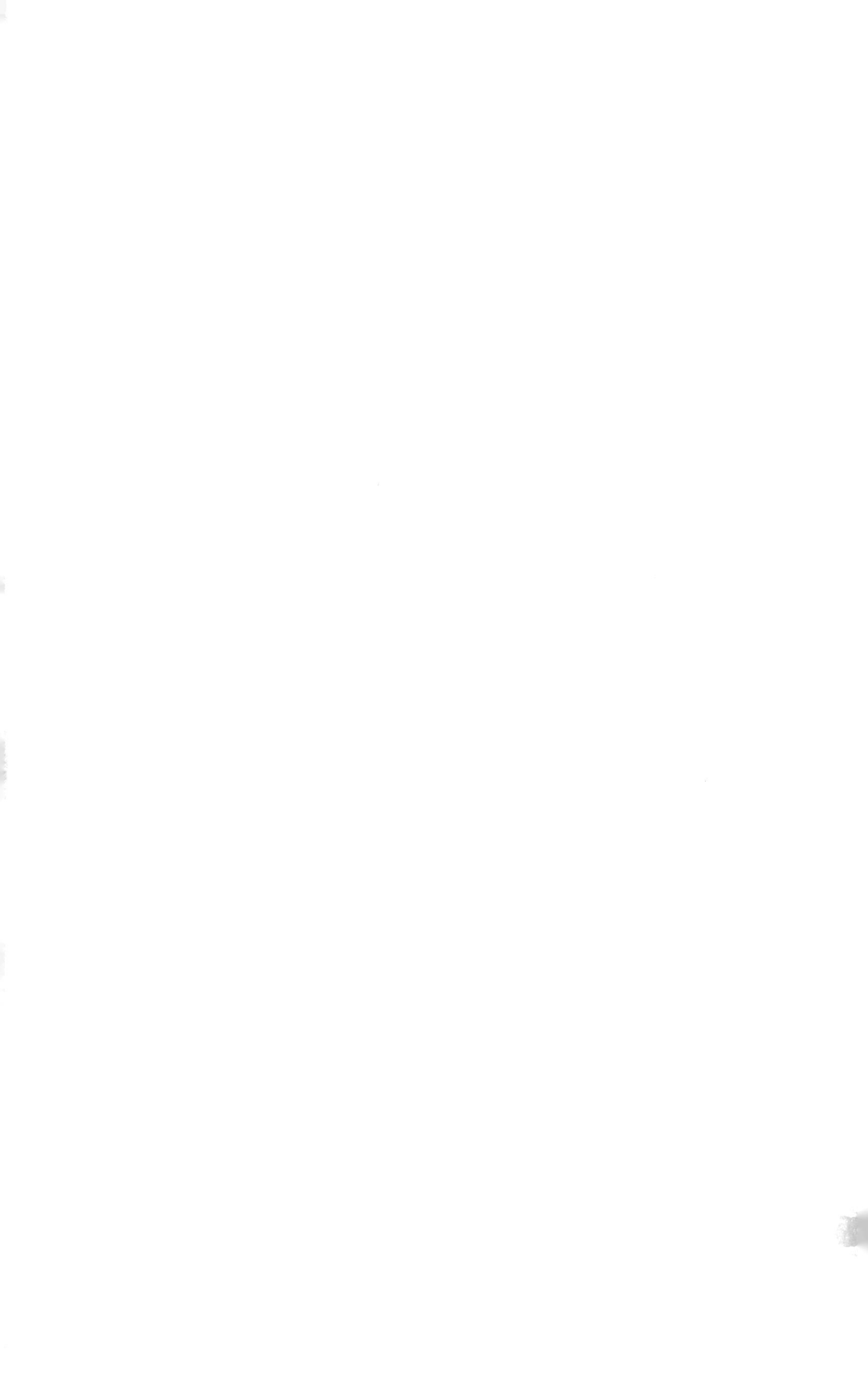

BIBLIOTHÈQUE DES ACTUALITÉS

MÉDICALES ET SCIENTIFIQUES

X

BIBLIOTHÈQUE DES ACTUALITÉS MÉDICALES ET SCIENTIFIQUES

Collection publiée dans le format in-18 jésus, volume broché

OUVRAGES PARUS DANS CETTE COLLECTION (1er AOUT 1888)

I. **Microbes ptomaïnes et maladies**, par le Dr BRIEGER, professeur à l'Université de Berlin, traduit et annoté par les Drs ROUSSY et WINTER, avec une préface du professeur HAYEM, 1 vol. in-18 de 250 pages.................... 3 fr. 50

II. **Les maladies infectieuses, microbes, ptomaïnes et leucomaïnes**, par Ch. DEBIERRE, professeur agrégé et chargé du cours à la Faculté de médecine de Lille, 1 vol. in-8 de 270 pages.............................. 3 fr. 50

III. **La goutte et ses rapports avec les maladies du foie et des reins**, par le Dr Robson ROOSE, membre du collège royal de médecine d'Edimbourg, traduit d'après la 3e édition anglaise, 1 vol. in-18 de 200 pages... 3 fr. 50

IV. **Éléments de médecine suggestive, hypnotisme et suggestion, faits cliniques**, par MM. le Dr J. FONTAN, médecin principal de la marine, professeur à l'école de Toulon et le Dr Ch. SÉGARD, médecin de première classe, chef de clinique à l'école de Toulon, 1 vol. in-18 de 290 pages. 4 fr.

V. **Chimie organique essai analytique sur la détermination des fonctions**, par P. CHASTAING, professeur agrégé à l'école supérieure de pharmacie de Paris, docteur ès sciences, pharmacien des hôpitaux, et E. BARILLOT, ancien élève du laboratoire de chimie du Collège de France, 1 vol. in-18 de 290 pages.............................. 4 fr.

VI. **Le Cidre, propriétés hygiéniques et médicales, composition chimique et analyse du cidre**, par Eug. GRIGNON, pharmacien de 1re classe, ancien interne des hôpitaux de Paris, membre de la Société botanique de France, 1 vol. in-18, avec figures.......................... 3 fr. 50

VII. **L'intestin sexuel chez l'homme et les animaux**, par Louis TILLIER, avec une préface de J.-L. de LANESSAN, vol. in-18 de 300 pages.......................... 3 fr. 50

VIII. **Études de psychologie expérimentale**. *Le fétichisme dans l'amour. — La vie psychique des micro-organismes. — Intensité des images mentales. — Le problème hypnotique. — Note sur l'écriture hystérique*, par A. BINET, 1 vol. in-18 jésus de 300 pages, avec figures dans le texte.............................. 3 fr. 50

IX. **Les Criminels**, caractères physiques et psychologiques, par le Dr A. CORRE, 1 vol. de 420 pages, avec figures dans le texte.............................. 5 fr.

X. **L'Alcoolisme**, étude médico-sociale, par le Dr E. MONIN, secrétaire de la Société française d'hygiène, 1 vol de 300 pages.............................. 3 fr. 50

L'ALCOOLISME

DU MÊME AUTEUR

Essai sur la pathogénie des oreillons, th. de Paris, 1877.

Obésité et maigreur (traductions italienne et espagnole), 2e édition, 1881.

La propreté de l'individu et de la maison, ouvrage couronné par la Société française d'hygiène, adopté par le ministère de l'Instruction publique et le Conseil municipal de Paris (traductions allemande, italienne, espagnole, suédoise, turque, arménienne, arabe, serbe et polonaise), 5e édit. 1881.

La crémation, brochure in-18, avec une lettre du Dr de Piétra-Santa.

Traitement du diabète, in-8, de de 90 pages, couronné par la Société de médecine d'Anvers, 1883-1884.

Les propos du Docteur, médecine sociale et hygiène générale, 1 vol. in-18 de 324 pages, 2e édition, 1885.

Les odeurs du corps humain, nouveau chapitre de séméiologie, prix biennal de la Société de médecine de Paris, in-16 de 124 pages (traductions italienne et anglaise), 2e édition, 1886.

L'hygiène de la beauté, avec une préface de Catulle Mendès, 1 vol. in-18 diamant de 220 pages (traduction russe, par le Dr Lewinson). — 4e mille, 1887. (O. Doin, éditeur.)

Le jeûne et les jeûneurs (en collab. avec le Dr Maréchal), 1 vol. in-18 jésus de de 260 pages, 1887.

Les maladies épidémiques, hygiène et prévention, 1 vol. in-32 de 175 pages de la Bibliothèque utile, 1887.

La prévention des fièvres, brochure de la Société d'hygiène, avec une préface du Dr Burdel (de Vierzon), 1887.

L'hygiène dans la Pologne russe, rapport au Ministre sur la *Wystawa* de Varsovie en 1887.

L'hygiène de l'estomac, préface de Th. de Banville, 1 vol in-18 diamant de 400 pages, 1888. (O. Doin, éditeur.)

BIBLIOTHÈQUE DES ACTUALITÉS
MÉDICALES ET SCIENTIFIQUES

L'ALCOOLISME

ÉTUDE MÉDICO-SOCIALE

EMPOISONNEMENT AIGU ET CHRONIQUE. — IVRESSE ET IVROGNERIE. — DELIRIUM TREMENS. — LES MALADIES DES BUVEURS. — L'ALCOOL ET LA DESCENDANCE. — HISTORIQUE DE L'ALCOOLISME. — SON EXPANSION PANDÉMIQUE. — L'ALCOOL ET LE SYSTÈME NERVEUX. — FOLIE ALCOOLIQUE. — LA RESPONSABILITÉ DES ALCOOLIQUES. — ACTION VARIÉE DES DIVERSES BOISSONS DISTILLÉES ET FERMENTÉES SUR L'ORGANISME. — LES EAUX-DE-VIE, L'ABSINTHE, LE VIN, LA BIÈRE, LE CIDRE. — CE QUE C'EST QUE LA DIPSOMANIE. — REMÈDES HYGIÉNIQUES, SOCIAUX, LÉGAUX, FISCAUX, ETC., POUR LA PRÉVENTION DU MAL. — TRAITEMENT MÉDICAL PROPREMENT DIT.

Par le Dr E. MONIN
Secrétaire de la Société française d'Hygiène, etc. etc.

Ouvrage couronné par la Société française de Tempérance et précédé d'une Préface

Par le Dr DUJARDIN-BEAUMETZ
(De l'Académie de Médecine)

PARIS
OCTAVE DOIN, ÉDITEUR
8, PLACE DE L'ODÉON, 8
1889

Voici quelques extraits du *Rapport de la commission des prix*, lu par le docteur E. Decaisne, au nom de cette commission, dans la séance solennelle du 10 juin 1888, de la *Société française de tempérance :*

« Le mémoire de M. le docteur Monin : *l'Alcoolisme,* « *étude médico-sociale,* est un véritable traité complet « sur la matière. . . . .

« La commission est heureuse de louer particulière- « ment dans le mémoire de M. Monin : *l'Alcoolisme,* « *étude médico-sociale,* la forme et le style qui con- « viennent à la vulgarisation, art difficile dans lequel « M. Monin est passé maître. Notre confrère a su mettre « en lumière, et toujours avec impartialité, toutes les « opinions, tous les faits qui se sont produits jusqu'ici « dans la question de l'alcoolisme. M. Monin, dans sa « préface, dit *qu'il espère avoir été scientifique avec* « *discrétion, c'est-à-dire : être resté toujours lisible* « *pour les personnes étrangères à la science et com-* « *préhensible à tous.* La commission a été heureuse de « constater qu'il a atteint le but qu'il s'est proposé. »

La Société française de tempérance a décerné à M. le docteur Monin une médaille de vermeil, sa plus haute récompense, pour 1888. (*Récompenses exceptionnelles*).

La Commission des prix était composée de MM. A. Desjardins, A. Duverger, Dr Motet, Dr J. Bergeron, Dr Decaisne, rapporteur.

PRÉFACE

Dans sa séance solennelle du 10 juin dernier, la Société française de Tempérance fondée pour combattre l'abus des boissons alcooliques, décernait, aux applaudissements de tous, au Dr MONIN une médaille de vermeil pour un travail sur l'alcoolisme. C'est ce mémoire qu'il publie aujourd'hui ; et le lecteur, lorsqu'il l'aura parcouru, verra combien était juste et méritée la récompense attribuée à notre confrère.

Il est bon, il est utile, il est nécessaire que l'on connaisse la profondeur du mal et quels sont les ravages que fait chaque jour dans nos populations l'abus des boissons fortes. Dans cette progression vertigineuse de la consommation des boissons alcooliques, la France ne reste malheureusement pas isolée, elle est suivie ou précédée par tous les autres peuples.

On dirait en effet qu'à mesure que la civilisation se perfectionne l'homme, cherche dans l'ivresse une compensation et un oubli aux ennuis et aux chagrins qui résultent de la lutte qu'il soutient chaque jour pour l'existence. Mais l'alcool tue le corps comme l'esprit, et l'homme qui se livre aux excès de boissons ne peut être ni un père de famille prévoyant, ni un bon citoyen, ni un soldat courageux.

L'exposé si clair et si lumineux que donne le Dr Monin des désordres produits par l'alcool est bien fait pour montrer à tous les dangers des boissons alcooliques ; il met bien aussi en lumière le péril que fait courir à la santé publique les falsifications éhontées auxquelles on se livre, dans le commerce des boissons alcooliques. Mais si la loi doit se montrer impitoyable pour ces empoisonneurs de la classe ouvrière, elle doit aussi protéger et favoriser l'usage des boissons saines.

Le vin n'est pas inutile, c'est une boisson tonique, et la France qui possède des vignobles renommés ne peut, comme nos voisins d'Outre-Manche, prêcher l'abstinence absolue des boissons alcooliques. Ce qu'elle doit combattre et réprimer c'est l'abus de ces boissons et leur falsification ; c'est cette doctrine que la Société française de Tempérance que j'ai l'honneur de présider a toujours soutenue.

De tous côtés, dans tous les pays ce grave problème social de l'abus des boissons fortes est étudié par tous ceux qui s'intéressent à la chose publique. Dans cette voie, la France n'est pas restée en arrière, et le résultat de l'enquête faite par le Sénat sous l'inspiration du regretté Claude (des Vosges) est l'exposé le plus complet que l'on ait fait sur cette question : en nous montrant le danger, il nous signale aussi par quels moyens nous pouvons arriver à le conjurer.

Le livre du Dr Monin servira à propager ces saines et utiles doctrines ; j'espère qu'il aura le succès qu'il mérite et qu'il ralliera les suffrages de tous les gens de bien qui, en combattant l'abus funeste des boissons alcooliques, n'ont qu'un seul but, la grandeur du pays, et qu'un seul drapeau, celui qui porte pour devise : « Par la Science et pour la Patrie. »

DUJARDIN-BEAUMETZ.

25 juillet 1888.

GÉNÉRALITÉS

ET

AVANT-PROPOS

> « Le lecteur se tue à abréger ce que l'auteur se tue à allonger. »
>
> D'ALEMBERT.

GÉNÉRALITÉS

ET AVANT-PROPOS

Si nous entreprenons la vulgarisation de cette question palpitante de l'alcoolisme, c'est avec cette pensée, que la meilleure manière de délivrer l'humanité des maux qui l'affligent, c'est encore de les bien faire connaître.

Si vous le voulez, notre procédé sera renouvelé de celui des anciens Grecs, qui, pour dégoûter leurs enfants de l'ivrognerie, leur donnaient, en spectacle, des ilotes ivres. Plus scientifiquement, nous étalerons ici, sans réticences, le tableau saignant de la plaie alcoolique, telle qu'elle est; en insistant, toutefois, sur les côtés les moins connus et les plus intéressants de cette vaste question médico-sociale.

Ces pages ont revêtu la forme habituelle d'une causerie familière. Mais, sous ce vêtement, se dissimulent les plus éclatantes vérités scientifiques. L'auteur a évité à dessein, le plan didactique et la tonalité du dogme, persuadé que son travail sera plus lu, s'il affecte la forme, si française, de la causerie. Toutefois, il a bien fallu, de temps à autre, « montrer le bout de l'oreille » du chimiste ou du médecin. L'auteur espère avoir été scientifique avec discrétion, c'est-à-dire être resté toujours lisible pour les personnes étrangères à la science, et compréhensible à tous.

La question de l'alcoolisme est, peut-être, l'une des questions d'hygiène les plus complexes; c'est une raison pour mettre de l'ordre dans les différentes parties qui la composent, et pour suivre soigneusement un plan qui puisse être fécond en conclusions nettes et en résultats pratiques, s'imposant d'eux-mêmes au lecteur.

« On s'est effrayé du choléra, écrit quelque part Balzac ; l'alcool est un bien autre fléau. » — Bien autre, en effet ; l'alcoolisme est, sans aucun doute, l'un des plus grands maux qui puissent affliger l'humanité, l'un des instruments de dégénérescence, l'un des modes d'élimination les plus actifs, pour la famille humaine. Non seulement il détruit l'équilibre de la santé, et diminue la résistance vitale, favorise la production de la phtisie, ruine l'estomac, rouille le cœur et les artères, trouble la nutrition, corrompt le sang, abrutit la sensibilité, l'intelligence et la motilité ; vieillit et détériore, enfin, l'individu, avant de le tuer ; mais sa funeste action s'exerce aussi sur sa descendance. L'alcoolique n'engendre (nous le verrons) que des idiots, des méningétiques, des névropathes, des épileptiques : elle avait raison, la loi qui défendait, à

Carthage, l'usage du vin, le jour de la cohabitation maritale !

La mort est l'aboutissant fréquent de l'alcoolisme ; soit qu'elle ait lieu subitement, par l'action du froid, par exemple, comme cela se voit fréquemment en Angleterre; soit que, par de *profonds troubles organiques*, l'économie voie, peu à peu, entravée l'une de ses plus importantes fonctions. De plus, les lésions traumatiques, les *blessures* acquièrent toujours, chez l'alcoolique, une gravité considérable, dont notre dernière guerre a mis en lumière, chez nous, la triste réalité. Enfin, l'alcoolisme a fait courir à la société les plus grands dangers, en annihilant, chez ses victimes, le sens moral et la responsabilité criminelle, et en donnant ainsi à la criminalité, à l'aliénation mentale et au suicide, d'excellentes conditions de développement.

Malgré ce noir tableau de misères physiologiques et sociales (dont, pour l'instant, nous nous contentons d'esquisser les grands traits), l'alcoolisme se répand, de plus en plus, surtout dans les grandes villes et dans les cités ouvrières du Nord. En Angleterre, il fait, annuellement, plus de cinquante mille victimes; en Russie plus de cent mille; en Suède le chiffre est plus élevé encore. C'est surtout sur le travailleur des villes que s'exercent les ravages de l'alcool. Cet agent n'est, comme on l'a dit, autre chose qu'une « lettre de change, tirée sur la santé de l'ouvrier et amenant, tôt ou tard, la banqueroute de son corps ». C'est dans les pays où l'alimentation est chère et difficile, et sous les climats privés de la culture de la vigne, que l'on remarque le plus l'alcoolisme. C'est que, dans ces contrées, on fait de l'alcool avec tout, sauf avec du vin ; on le retire de la betterave, des pommes de terre, et même des chiffons! L'ouvrier boit, dans ces poisons, l'oubli momentané de ses misères. Il est prouvé que l'alcool non extrait du vin est bien plus dangereux, et que dans les pays du Nord (en Suède par exemple), on a moins affaire à l'alcoolisme proprement dit qu'à *l'amylisme* (empoisonnement par l'eau-de-vie de grains). Après ces alcools de qualité inférieure, il en est d'autres qui sont dangereux parce qu'ils renferment des huiles essentielles particulières ; ce sont : le rhum, le kirsch, le genièvre, l'anisette, la chartreuse, et surtout l'absinthe, qui détermine des phénomènes généraux analogues à l'épilepsie, ou plutôt à l'hystérie.

Cette différence d'effets des alcools, selon leur provenance, se retrouve même dans la forme aiguë et floride de l'alcoolisme ; on n'a qu'à comparer l'ébriété, légère et gaie, que produit le champagne, avec l'ébriété, crapuleuse et lourde, que causent les esprits de grains ou de pommes de terre !... Les actions de la bière allemande, de l'ale, du cidre, des vins de diverses natures, du vermouth, du bitter, du koumys, de l'hydromel, etc. etc., sont aussi, évidemment, bien différentes, ainsi que nous le constaterons plus tard. Nous insisterons, en effet, sur tous ces points, *dans des chapitres spéciaux*, où nous ferons toucher du doigt l'action morbigène et toujours antihygiénique des boissons alcooliques.....

Outre les maladies « *de droit commun* » (Racle), l'alcool a, en effet, en plus, sa pathologie particulière.

Carpenter n'a-t-il point démontré que, dans l'armée des Indes, le chiffre des malades est *trois fois plus élevé* pour les soldats n'appartenant pas aux « Temperance Sociéties ? » En temps d'épidémie (choléra, typhus, fièvre jaune, fièvre palustre), le peu de résistance vitale des alcooliques éclate surabondamment.

De 1870 à 1874, trois mille huit cent vingt-huit personnes sont mortes, en Angleterre, par l'abus des boissons ; en France, de 1858 à 1865, trois mille cinq cent cinquante-quatre décès ont été attribués à la même cause.

Les alcooliques meurent souvent du *deli-*

rium tremens, surtout si le traumatisme, la saignée, la camisole de force (Magnan) ajoutent leurs effets funestes à ceux de l'intoxication. L'ouvrier alcoolique est *mutilé* par les machines; le charretier, écrasé par les roues de son chariot; le marin se noie... Ajoutons à ces *accidents* les nombreux *suicides*, dérivant surtout des hallucinations terrifiantes; sur vingt-huit mille cent quatre-vingt-dix-neuf suicides, Van Oettingen en a trouvé trois mille cinq cent soixante-deux procédant de l'alcool.

« C'est ainsi, dit Baër, que la pseudo-civilisation produit, de la même manière, les buveurs et les suicideurs ! »

Par l'organisation de certaines sociétés d'assurances, les Anglais ont prouvé, pour ainsi dire scientifiquement, l'influence exacte de l'alcool sur la durée de la vie. Dans la « Section de Tempérance » d'une de ces compagnies, au lieu de cent décès supputés, on n'en eut que soixante-douze; et quatre-vingt-un dans la catégorie des « buveurs modérés. » L'alcool, en effet, (en vieillissant tous les tissus), accélère chez les individus, et même dans les races, la sénilité et la mort. Il détermine enfin, par hérédité, chez l'enfant, des atrophies (ou agénésies) des hémisphères cérébraux (Morel) qui font de ces petits êtres des types parfaits de dégénérés.

On comprend, maintenant, l'action de l'alcoolisme sur la mortalité ; on conçoit qu'il figure dans la proportion de vingt-cinq pour cent de la mortalité belge, et de un pour vingt-neuf de celle des hôpitaux de Paris.

On peut exprimer également, par les chiffres suivants, les effets restrictifs de l'alcool, sur la durée de la vie : à vingt ans, un buveur a 15,6 années à vivre, et un homme sobre 44,2... Le docteur Marimon, de New-York (par un travail statistique d'une rare éloquence) a prouvé que, de 1865 à 1875, l'alcool a eu, à son passif, aux États-Unis, plus de dix mille suicides; il a détruit trois cent mille vies, fait deux cent mille veuves et un million d'orphelins, laissé cent mille enfants à la charge de l'État et fait entrer cent cinquante mille individus en prison ou dans les asiles!

« Si l'on savait, dit avec raison le docteur Barella, combien l'alcool a fait verser de larmes et de sang..., si l'on parcourait le calvaire des femmes, l'on trouverait vite le moyen de faire disparaître le dégradant fléau de l'alcoolisme. » Mais on ne sent pas, ou mieux, on feint d'ignorer la vérité!

C'est pourquoi nous ne terminerons point cet avant-propos, sans proclamer ici hautement l'éloge de ceux qui se consacrent à la grande cause de la Tempérance, et sans reconnaître les services rendus par ceux qui ont essayé, avant nous, de faire luire, dans toutes les intelligences, les données hygiéniques de l'*anti-alcoolisme*. Tous ceux qui ont une langue et qui tiennent une plume ne doivent-ils pas éclairer leurs concitoyens, lorsqu'il s'agit de ces grandes lois d'hygiène publique et sociale. qui intéressent l'humanité tout entière ?

Le mot d'*alcoolisme* date de Magnus Hüss (1852) : mais, la chose date de bien plus loin. On en trouve des traces dans l'antiquité la plus reculée : Promachos reçoit d'Alexandre une couronne d'or, pour avoir bu quatre auges de vin : prouesse à laquelle il survécut trois jours ! Androcydes, pour corriger le même Alexandre le Grand de son intempérance, l'avertit un jour qu'en buvant du vin, il se souvînt qu'il buvait le *sang de la terre* et qu'il ne tarderait pas à voir rouge. Peu de temps après, en effet, le royal ivrogne tuait Clitus, son intime ami, et étranglait le philosophe Callisthènes, qui avait refusé de se prosterner devant lui.

Novellius Torquatus conquiert le consulat et la faveur de Tibère, en avalant, devant l'Empereur, trois conges de Falerne, soit neuf litres et demi; mais ces faits ne sont que des faits d'*ivresse*[1] !

L'alcoolisme véritable date, en réalité, de l'alcool, c'est-à-dire du premier des bouilleurs de crus, Arnault de Villeneuve, médecin de Pierre III d'Aragon[2]. Déjà, Guy-Patin définissait au dix-septième siècle, l'eau-de-vie, « *Eau-de-Mort.* » « Si elle fait vivre, disait-il, ceux qui la vendent, elle tue ceux qui la boivent. »

On reconnut toute la justesse de cette appréciation, à la fin du suivant siècle, en Amérique, lorsqu'à la faveur des guerres de l'Indépendance, l'alcool vint répandre, dans ces pays neufs, les maladies les plus graves, semer la misère matérielle et morale, et abâtardir la race Yankee, si belle et si forte jusqu'alors !

[1] L'alcool a grisé bien des générations, avant qu'on ait su qu'on pouvait le mettre à nu par la distillation.

BRILLAT-SAVARIN.

[2] Luther, Fox, Pitt, Edgar Poe, Musset, etc., furent des ivrognes fieffés ; mais ils n'arrivèrent pas à la forme chronique de l'alcoolisme, chourineur d'intelligences, si j'ose m'exprimer ainsi.

L'alcoolisme arrête, en effet, partout et toujours, la marche ascendante de l'humanité. Il conduit fatalement « au remplacement des races qui se dégradent, par des races vierges de ces causes de dégénérescence physique et intellectuelle » (*Bouchardat*).

L'alcoolisme *chronique* est une maladie dont la durée varie généralement entre six mois et douze ans. Lorsque les viscères importants, foie, reins, cerveau, etc., ne sont pas trop profondément touchés, il subsiste encore, pour les malades, des chances de guérison. Mais plus l'intoxication est invétérée, plus ces chances s'éloignent et s'évanouissent rapidement.

Tous les observateurs ont été frappés d'un fait : la putréfaction rapide des cadavres d'alcooliques. Ce fait prouve, à lui seul, combien profonde est l'action de l'alcool sur les tissus vivants.

Nous étudierons successivement dans ce travail :

I. — *L'alcoolisme aigu* ou *ivresse*, c'est-à-dire le tableau de l'empoisonnement aigu par l'alcool, et aussi, chemin faisant, celui de l'*ivrognerie*, de ses causes, de ses effets. Nous étudions également, dans ce chapitre, le *delirium tremens;* quoiqu'il fasse ordinairement partie intégrante de la forme chronique de l'alcoolisme, nous le décrirons à cet endroit, parce qu'il est, en somme, une manifestation aiguë de l'empoisonnement alcoolique : « C'est un pont jeté entre les deux phases de l'intoxication » (*Ball*).

II. — *L'alcoolisme chronique,* qui consiste en une imbibition progressive, en un emmagasinage lent du poison dans les tissus. Nous résumons, d'abord, dans un tableau *synoptique*, absolument inédit, les innombrables *maladies qui peuvent assiéger les buveurs*. Nous étudions, ensuite, l'action générale de l'alcool, et son action morbigène particulière sur les organes et les fonctions de l'économie humaine. Dans ce chapitre, nous faisons rentrer l'*action de l'alcool sur la descendance*, très importante à bien connaître pour compléter la pathologie de l'alcool.

III. — Nous abordons, ensuite, l'histoire *de l'alcoolisme et de son expansion*. Nous montrons, dans ce chapitre (que nous aurions désiré rendre plus complet encore) toute l'étendue du fléau alcoolique; sa répartition dans les races humaines; son état actuel en France, dans les campagnes et dans les villes. Nous cherchons à débrouiller les conditions de son milieu épidémique et les causes, infiniment variées, qui favorisent son développement dans les pays chauds, dans l'armée, chez la femme, l'enfant, etc. etc.

IV. — Nous avons réservé à l'*action de l'al-*

cool sur le système nerveux un chapitre spécial de ce travail. Rien n'est plus délicat que l'action de l'alcool sur le cerveau et les centres nerveux. C'est en la connaissant bien que l'on peut seulement résoudre les questions sociologiques, si importantes, afférant à la criminalité, à la folie et aux troubles cérébraux variables qui sont sous la dépendance de l'alcool.

V. — L'étude de la *Responsabilité des alcooliques* est le complément et comme la conclusion des précédentes prémisses. Son élucidation nous a tenté, à cause de l'obscurité que nous avons trouvé répandue, de toute part, sur cette question médico-judiciaire capitale.

VI. — Nous passons, ensuite, à l'*Étude de l'action des diverses boissons sur l'organisme*. Commençant naturellement par les boissons distillées, nous abordons les *eaux-de-vie*, la description de leur puissance toxique, et l'étude scientifique de leur action précise sur nos organes. Ce chapitre, dans ce qu'il a de médical, donnera la clef définitive des explications concernant l'action de l'alcool sur les lésions décrites précédemment.

VII. — *L'absinthe* et *l'absinthisme* font le sujet de ce chapitre, qui a besoin d'être apprécié, en France, à sa juste valeur. Car cette action cérébricide de l'absinthe est immense dans notre pays, et l'on peut dire qu'elle entre pour les trois quarts, dans les observations françaises d'alcooliques...

VIII. — Nous passons, ensuite, aux *boissons fermentées usuelles*, *vin*, *bière*, *cidre*, et nous traitons toutes les questions d'hygiène et de prévention qui s'y rattachent.

IX. — Notre travail se continue par un court chapitre sur la *Dipsomanie*. Il est indispensable, à tous les points de vue, de vulgariser la description de cette maladie mentale, et de la bien faire connaître aux gens du monde, pour qu'ils ne soient pas exposés à en confondre les symptômes, avec ceux, si différents, de l'alcoolisme.

X. — Nous esquissons, enfin, l'étude de la *prophylaxie sociale et hygiénique* et celle du *traitement curatif proprement dit* de l'alcoolisme, dans ses diverses formes et manifestations pathologiques.

Paris, le 25 *juin* 1888.

CHAPITRE I

L'ALCOOLISME AIGU

OU IVRESSE

> « *Tardescit lingua, madet mens,*
> « *Nant oculi.* »
>
> (*Lucilii*, fragm.)

CHAPITRE I

IVROGNERIE — IVRESSE

L'ivrognerie est une habitude odieuse, un véritable suicide moral : c'est la source publique de la misère, de la pauvreté et du crime. Montaigne la définit : « Un vice grossier, qui renverse l'entendement et estonne le corps ; aussi le vin faict, dit-il, desbonder les plus intimes secrets à ceulx qui en ont prins oultre mesure. » L'ivrognerie est indigne d'un pays démocratique ; et, si jamais l'eau-de-vie a été dénommée « sirop d'électeur », ce n'a pu évidemment être que par un ennemi du suffrage universel...

A. Fournier a tracé de l'ivrogne le portrait

suivant : « Apathique, indifférent, sans initiative et sans énergie, pusillanime, oublieux de ses proches et de lui-même, se traînant de débauche en débauche, réduit au dénuement, et ne reculant même pas à tendre la main pour se procurer les moyens de satisfaire son ignoble passion ; sordide, misérable, couvert de haillons, puant le vin, abject, démoralisé, crapuleux : tel est, habituellement, l'homme qu'a transformé l'alcool. »

Rien ne ressemble plus au facies d'un aliéné, que celui d'un ivrogne. L'ivrognerie d'ailleurs, d'après le docteur Lentz, doit être considérée comme l'analogue de la période préparatoire des maladies mentales, et constitue réellement la phase prodromique de l'alcoolisme confirmé.

Les ivrognes ne vivent pas vieux. Un sixième des suicides, d'après Descuret, a lieu pendant l'ivresse. La mort survient chez les ivrognes par accident (le dieu des buveurs sommeille quelquefois) ; par congestions internes, fluxion de poitrine, affections soudaines des centres nerveux, etc.

L'alcoolisme aigu tue subitement, par asphyxie (stertor, congestion et hémorragie pulmonaires), surtout lorsque les fonctions éliminatoires de la peau se sont brusquement arrêtées. On trouve, alors, à l'autopsie, le cœur plein de caillots. Gréhant a, d'ailleurs, démontré, à la Société de biologie, que la mort survient fatalement lorsqu'il y a un centième d'alcool dans le sang.

La forme apoplectique de l'ivresse vient, le plus souvent, à la suite d'un refroidissement. L'ivrogne ne sait pas se garantir contre les vicissitudes météoriques. Il s'expose, inconsciemment, au soleil, au froid, à l'humidité. Il meurt d'insolation, de congélation, de rhumatisme articulaire aigu ; il succombe à des hémorragies traumatiques, à la combustion, etc.

L'alcool asphyxie le sang, hypertrophie le cœur ; le cœur battant plus vivement, il se produit, chez l'alcoolisé, des dilatations vasculaires (varicosités du nez, dilatation des capillaires des joues, injection et congestion de la face); des hémorroïdes, du purpura, des bourdonnements d'oreilles, etc... Dans certaines formes d'alcoolisme aigu, la température du corps descend, parfois, jusqu'à 24° (Binz). On conçoit alors que, sous l'influence du ralentissement de la chaleur et de la vie, surviennent des hémorragies pulmonaires et méningées, etc.

Les épidémies font plus de victimes chez les ivrognes, principalement à cause de leurs troubles digestifs, qui ouvrent la porte à toutes les maladies miasmatiques. L'alcool, ce monarque des liquides dont parle Brillat-Savarin, « porte au dernier degré l'excitation palatale. » Mais son usage abusif irrite tout l'appareil digestif. Le buveur a la langue pâteuse, sèche et fendillée; son haleine, très désagréable, contient des vapeurs d'alcool, d'aldéhyde et d'acétone. Son estomac ne fonctionne plus, la pepsine y étant coagulée, et le catarrhe muqueux occupant les parois de l'organe enflammé. Mais ce n'est pas tout, a dit le baron Liebig : « Par son action sur les nerfs, l'eau-de-vie est comme une lettre de change tirée sur la santé de l'ouvrier, et qu'il lui faut toujours renouveler, faute de ressources pour l'acquitter. Il consomme ainsi son capital au lieu des intérêts, et de là, inévitablement, la banqueroute de son corps. »

Les admissions aux hôpitaux sont (on l'a remarqué[1]) bien plus fréquentes le lundi, surtout à cause des excès du dimanche. Picard nous prouve que, de trente-cinq à quarante-cinq ans, la mortalité des aubergistes est de vingt pour cent ; tandis que chez les fermiers du même âge, elle n'atteint pas huit pour cent.

L'ivresse du tafia, dit Rufz de Lavizon, cause

[1] Remarque faite surtout à Londres (Richardson et autres).

les trois quarts de la mortalité des noirs. (Chacun sait que l'Inde, Taïti, la Nouvelle-Hollande ont été dépeuplés ainsi par le rhum, extrait de l'écume du sirop de canne, et par le tafia, alcool du moût de cannes à sucre.)

L'ivrognerie nous apparaît, sans cesse, comme une calamité sociale, et l'estaminet comme le chemin direct de l'hôpital et de la folie. Contemplez, comme le propose Balzac, « ces monstres fangeux, creusés, usés, étiolés, blanchis, bleuis, rabougris, rompus, tordus par l'alcool. » L'hébétude, la perte de mémoire, l'amour du vagabondage et de la dissipation : voilà les premiers effets de l'alcoolisme aigu, dont les dernières étapes sont la maladie et la mort. Franklin était donc bien au-dessous de la vérité, lorsque, parlant de l'ivrognerie, il disait que « ce vice à nourrir coûtait plus que trois enfants à élever ! »...

L'*Ivresse* (alcoolisme aigu, empoisonnement par boisson alcoolique) présente évidemment un tableau très variable, selon la boisson ingérée, et selon l'état individuel du buveur. On ne peut assimiler (ainsi que nous le disions) l'ivresse, sémillante et joyeuse, du champagne, avec celle du gin, par exemple, qui sidère et entête au suprême degré. De même, l'état d'ébriété n'affectera pas la même allure chez un sujet lymphatique et bien portant, et chez un nerveux, un individu à antécédents cérébraux héréditaires. On peut reconnaître trois formes d'ivresse : la forme *légère*, la forme *grave* et la forme *mortelle*. L'ivresse, enfin, parcourt plusieurs périodes. Dans une première période, il y a excitation circulatoire et augmentation de température ; il y a, en outre, exaltation affective et intellectuelle. Le sens émotif est le premier surexcité par l'ivresse (joie folle ou dépression triste). Le terme « *il est ému* » s'applique fort justement à la première période de l'ivresse. C'est une expression populaire, mais très exacte. Dans une deuxième période, période de perversion, survient une ataxie physique et intellectuelle remarquable[1].

La marche, comme la pensée, deviennent difficiles; la circulation est accélérée et irrégulière; la respiration suspirieuse : souvent, il se manifeste des vomissements, ou une diarrhée bilieuse, avec urination abondante. Le poison s'élimine ainsi, non sans avoir manifesté son passage par des douleurs au foie et aux reins.

La troisième période de l'ivresse, période d'abolition, ne se manifeste que dans l'alcoolisme suraigu et grave : alors, la résolution musculaire est complète, le sujet est dans le coma, l'anesthésie générale est presque absolue... L'ivrogne est dit *ivre-mort*. Blandin put opérer un jour ainsi un blessé d'une amputation de cuisse, sans qu'il s'en aperçût. Autrefois la médecine utilisait assez souvent, du

[1] « Les registres du cerveau sont quelque peu brouillés de ceste purée septembrale (Rabelais). »

reste (par exemple pour le traitement du tétanos et de la rage), cette action de l'alcool poussée à son suprême degré, l'anesthésie avec résolution musculaire.

Le *delirium tremens* (œnomanie aiguë) survient rarement chez des individus qui n'ont pas l'habitude de l'ivresse : fréquent chez l'« ebriosus », il est rare chez l' « ebrius », — pour employer les appellations, si commodes, par lesquelles les latins distinguent l'homme ivre d'occasion, de l'ivrogne de profession. — Le delirium tremens est un délire défensif et logique, qui s'exerce, assez ordinairement, contre des ennemis imaginaires. Phénomène dépressif ou d'épuisement, il survient souvent, chez l'ivrogne, à la suite de la moindre commotion physique ou morale, venant, subitement, rompre un équilibre nerveux artificiellement maintenu. Le sujet, désordonné, hagard, est en proie à la plus prodigieuse des agitations. Ses yeux roulent dans ses orbites ; ses dents sont serrées ; son visage est agité, sans cesse, de grimaces désordonnées. Ses mouvements sont dirigés par l'incohérence et la jactitation. Des paroles entrecoupées se pressent dans sa bouche et coïncident avec l'incessante mobilité de ces hallucinations.

La durée du delirium tremens est variable. Quand elle dépasse douze heures (on en a vu durer soixante heures et soixante-douze heures même) le sujet est en danger de mort, surtout si la température du corps s'élève, et si l'agitation nerveuse va en croissant, ce qui est communément d'un déplorable pronostic.

Les récidives sont extrêmement fréquentes, et mènent, graduellement, le buveur à la folie complète, s'il n'a pas succombé dans un accès.

Les ivrognes sont sujets à mourir aussi par syncope et anesthésie, sous l'influence d'une asphyxie lente (Thromboses vasculaires) toujours hâtée par la constriction des vêtements. Il existe, ainsi, une foule d'accidents de chemins de fer et de manufactures, dont l'ivresse a la responsabilité pleine et entière. C'est pour cela que les polices d'assurance d'accidents rejettent impitoyablement tout sinistre survenu pendant l'état d'ébriété du sociétaire. La médecine légale décèle, du reste, à tout instant, des contusions et plaies contuses, faussement attribuées au traumatisme, et qui sont, en réalité, les résultantes du *delirium tremens* seul (voir le chapitre : *Action de l'alcool sur le système nerveux*, pour plus de détails).

Qui oserait dire, après cela, que le plaisir de boire compense les dangers de l'ivrognerie? On se porte mieux, on travaille mieux, on vit plus longtemps, en usant modérément des boissons alcooliques; cette vérité sera surabondamment démontrée dans les pages qui vont suivre. « La force de l'âme, comme celle du corps, a dit excellemment Marmontel, est le fruit de la tempérance. » — Voici, à titre d'exemple, une intéressante observation de delirium tremens primitif. Elle est extraite de la thèse du docteur Puistienne (Paris, 1885).

« La nommée Voilquin (Aline), fille de brasserie, âgée de vingt-sept ans, entre le 24 décembre 1884 à Lariboisière, salle Sainte-Elisabeth, lit 33.

« Le 25, à la visite, nous trouvons une malade présentant de l'agitation et du délire, avec loquacité; très bruyante, elle parle bas et murmure des mots sans suite; l'agitation est continuelle. Il y a hallucination de la vue. La malade voit des vers qui lui sortent de la peau, et qu'elle enlève continuellement pour les rejeter au dehors. De temps en temps, elle appelle et pousse des cris pour qu'on l'en débarrasse. Les mains présentent un tremblement notable, qui s'accentue pendant les mouvements (*caractéristique*). La langue et les lèvres présentent des mouvements fibrillaires, la parole est embarrassée et saccadée; les yeux sont sans cesse en mouvement.

« La malade promène ses regards sur son lit, sur ses draps, sur son corps, sans les arrêter et fixer qu'un instant; elle s'assied sur son lit, se remet en décubitus horizontal, se tourne à gauche, se tourne à droite, se gratte, cherche ses vers en marmottant. Ses idées délirantes ne l'absorbent pas absolument. On peut fixer ses idées quelques instants, et elle répond intelligemment aux questions qu'on lui fait. Il ne paraît pas y avoir eu d'antécédents cérébraux dans sa famille ni chez elle.

« Elle raconte qu'en sa qualité de fille de brasserie, elle passe continuellement son temps à boire avec les uns, avec les autres, et le nombre de petits verres de rhum, chartreuse, absinthe pure, bière et mêlé-cassis, absorbés par elle, chaque jour, est incalculable; elle est à ce régime depuis sept ans, dit-elle, et n'a jamais eu d'accidents analogues à ceux qu'elle présente actuellement; mais depuis un an à peu près, elle boit beaucoup plus d'absinthe; elle en absorbe à peu près trois demi grands verres par jour, sans préjudice de son régime habituel de liqueurs variées, régime qu'elle a même renforcé depuis qu'elle est entrée dans une brasserie moins relevée, où les liqueurs sont moins chères : elle est restée huit jours malade chez elle avant d'entrer à l'hôpital.

« La nuit, elle a des hallucinations de la vue et de l'ouïe, elle voit des morts qui l'entourent en chantant et dansant, qui l'interpellent et veulent l'entraîner avec eux; et chaque fois que l'un d'eux s'approche pour lui saisir le bras, le contact glacé de sa main lui fait pousser des hurlements de frayeur.

« Pas de fièvre, rien au poumon, rien au cœur, pas d'albumine dans les urines, hypéresthésie généralisée; pas d'hypéresthésie ovarienne.

« Notre diagnostic est : attaque de delirium tremens ; mais comme la malade n'est pas très bruyante, nous nous en tenons à l'expectoration, bouillon, potage, vin.

« 27 *décembre*. — Le délire de la malade s'est accentué, est devenu bruyant, la nuit surtout, l'agitation plus grande, les malades de la salle se trouvent incommodés et se plaignent. »

Sous l'influence d'une médication opiacée habilement prescrite, Aline se calme peu à peu et finit par quitter l'hôpital guérie, jusqu'à la rechute prochaine qui l'emportera, à moins qu'elle ne succombe auparavant aux lésions viscérales entraînées par son intempérance professionnelle !

« Quelle nuit j'ai passé, étant étudiant, auprès d'un de ces malheureux ! — s'écrie le professeur Mosso (de Turin) dans son récent et remarquable livre *De la peur*.

« C'était à l'époque où l'on croyait qu'il était possible de conjurer le péril et de faire cesser le délire par une rapide saignée. J'avais été envoyé par un vieux médecin pour faire la saignée à l'un de ces malades. Je le trouvai, s'agitant sur son lit, dans un grenier : c'était un portefaix robuste dont le visage était enflammé et les veines du cou gonflées ; quand je cherchai à lui prendre le bras, il me fixa avec des yeux injectés de sang qui semblaient me dévorer. Puis il commença à trembler, se répandant en blasphèmes comme des éclats de tonnerre, hurlant comme un damné. « Non, non, s'écriait-il, au secours! enfermez cet assassin qui veut me tuer, il a un rasoir pour me couper la gorge ; » et son visage avait une expression terrible de peur; les rides du front, la dilatation des narines, la contraction des lèvres, le grincement des dents laissaient voir une lutte désespérée. Puis il étendit le bras pour fuir, pendant que nous nous efforcions de le retenir : — « Au secours! criait-il; ils veulent me jeter par la fenêtre, sur les baïonnettes qui sont en bas! Au secours! montrez-vous, chassez ce bravache; ne voyez-vous pas que la rue est remplie de soldats et d'argousins qui viennent avec une échelle pour m'éventrer? »

« Enfin exténué, baigné de sueur, livide, accablé, essoufflé, blasphémant et grommelant toujours, il tomba peu à peu dans la torpeur des agonisants. »

Quand la maladie empire, le délire devient continu, le tremblement augmente, les muscles se tendent à se rompre.

On dirait qu'un démon furieux possède le malade, l'agite, le contorsionne, le tourmente, le secoue dans le lit et le soulève tout entier.

« Les apparitions les plus épouvantables sont les spectres. Les malades poussent, tout à coup, un cri terrible, jettent les bras en avant et la tête en arrière, en reconnaissant la face pâle et amaigrie d'un mort qu'ils appellent par son nom ; ou bien, des ennemis masqués leur apparaissent avec un visage décharné, enveloppés dans un linceul et viennent pour les emmener ; ou encore des squelettes traversent la salle en faisant craquer leurs os, grinçant des dents et jetant des regards diaboliques[1]. »

[1] Mosso, *La Peur* (Félix Alcan, éditeur. Trad. Félix Hément).

CHAPITRE II

LES MALADIES DES BUVEURS

« L'alcoolâtre change la nature de son sang. »

Honoré de Balzac.

« La mort est dans l'alambic. »

Dr Daviller.

« La tempérance est médicine la plus seüre et qui faict vivre le plus longuement. »

Pierre Charron (*De la sagesse*).

TABLEAU SYNOPTIQUE DES

LCOOLISME AIGU (Ivrosse) *Lésions brutales*	ACTION SUR LES CENTRES NERVEUX.........
	ACTION SUR L'APPAREIL CARDIO-RESPIRATOIRE.
	ACTION SUR LE TUBE DIGESTIF.............
ALCOOLISME *Proprement dit* (ALC. CHRONIQUE) *ions lentes et insidieuses*	ACTION SUR LE SANG..................
	ACTION SUR L'APPAREIL DIGESTIF.........
	ACTION SUR LA CIRCULATION.............
	ACTION SUR LA RESPIRATION.............

MALADIES DES BUVEURS

« *Infantes sumus et senes videmur* » (MARTIAL)

....	Alcoolisme aigu cérébro-spinal : forme convulsive de l'ivresse, forme apoplectique ou comateuse.	
....	Congestions et hémorragies pulmonaires; embolies.	
....	Gastrite aiguë, entérite aiguë, etc.....	
....	Épaississement, état gras, vénosité, déformation des globules causant	anémie et faiblesse générale, purpura (scorbut des buveurs), gangrènes..
.....	*Inflammations des premières voies :* bouche, pharynx, œsophage (glossite, stomatite, angines, pharyngite).	
	Maladies de l'estomac.	Gastrite aiguë phlegmoneuse, ulcéreuse, hypertrophique..... Symptômes de dyspepsie, gastralgie, pituites, vomissements de sang.....
	Maladies de l'intestin.	Inflammation, induration, épaississement, hémorroïdes, entérites, entéro-colites, diarrhées, dysenterie. melœna......
	Maladies du foie.	Hépatites, diabète, cirrhose, jaunisse atrophie aiguë, foie gras, catarrhe biliaire.
	Maladies du pancréas et de la rate.	Inflammations, dégénérescences graisseuses.
	Maladies du péritoine, de l'épiploon, du mésentère	Péritonite chronique : adhérences, hydropisie ascite
.....	*Maladies du cœur.*	Hypertrophie, péricardite, myocardite graisseuse.....
	Maladies des vaisseaux.	Phlébites, artérites (athérome) dégénérescences graisseuses : hémorragies, anévrismes. Dilatations des capillaires.
.....	*Maladies du larynx et des bronches*	Laryngo-bronchite, catarrhes, enrouement, emphysème.
	Maladies des poumons (phtisie)	Congestions, pneumonie, induration pulmonaire, pleurésie.

ALCOOLISME *Proprement dit* (ALC. CHRONIQUE) *ions lentes et insidieuses*	ACTION SUR L'APPAREIL URO-GÉNITAL.......
	ACTION SUR LA PEAU. ....
	ACTION SUR L'APPAREIL LOCOMOTEUR.......
	ACTION SUR L'APPAREIL CÉRÉBRO-SPINAL....
	ACTION NÉFASTE SUR LA DESCENDANCE.....
	— SUR LES MALADIES ET LES ACCIDENTS, ETC.

.....	*Maladies des reins*	Néphrites, albuminurie, dégénérescenc scléreuse ou calculs néphrétiques.... Dégénérescence graisseuse (mal de Brigh
	Maladies de la vessie et de l'urèthre.	Inflammations catarrhales, cysto-uré thrite, dysurie, etc.
	Maladies des organes génitaux.	*Chez la femme :* aménorrhée ou mé trorrhagies (avortements). *Chez l'homme :* atrophie et adipose te: ticulaires (impuissance).
.....	*Maladies éruptives et cutanées.*	Acné, couperose, anthrax, pellagre, ul cères perforants (ulcères du gin).
.....	*Maladies des muscles, des os et des articulations.*	Atrophies, dégénérescence.
.....	*Congestion cérébrale aiguë et chronique, apoplexie, pachyméningite, apoplexie séreuse, encéphalite, myélites aiguës et chroniques, paralysie générale progr.*	Démence, manie, épilepsie, délire troubles des sens et de l'intelligence, troubles de la sensibilité et du mouvement, paralysie spéciale par névrites.
.....	Production de dipsomanes, d'idiots, d'hydrocéphales, d'épilej tiques. — Dégénérescences. — Dépopulation.	
.....	Complications septiques des plaies traumatiques et opératoire — Hybridités morbides avec les diathèses.	

CHAPITRE II

MALADIES DES BUVEURS

« L'alcoolâtre change la nature
« de son sang.

HONORÉ DE BALZAC.

L'usage immodéré de toute boisson contenant de l'alcool est capable de produire les lésions que nous avons résumées dans le tableau synoptique précédent. Toutefois, il est certain que plus l'alcool a de concentration, plus il sera dangereux pour l'organisme. L'action irritante locale a, selon nous, une importance capitale dans l'étude des lésions de l'alcoolisme, et nous ne croyons pas que l'intoxication des *cavistes* (absorption de l'alcool par les voies respiratoires seules) ait produit jamais des altérations organiques bien profondes.

En étudiant, dans un chapitre ultérieur, l'action du vin, de la bière, du cidre et des différentes boissons alcooliques sur l'économie humaine, nous ferons sentir suffisamment les différentes nuances du tableau, lorsque le schéma de ce tableau aura été tracé.

Qu'il nous soit permis, en conséquence, d'offrir au lecteur une vue d'ensemble des phénomènes morbides produits par l'alcool, lorsqu'il est pris, non plus accidentellement, mais d'une manière habituelle. Nous passerons ainsi successivement en revue les maladies qui assiègent les alcooliques confirmés. A leur autopsie, on trouve une vieillesse anticipée de tous les tissus. L'alcool use et brûle la vie. Rien d'étonnant que, faisant vivre plus vite, accélérant toute combustion, il raccourcisse l'existence. Les lésions que trouvera donc l'anatomiste seront assez analogues à celles produites par le progrès des années. Tous les médecins, et Leudet (de Rouen) entre autres, ont fait remarquer combien les dites lésions sont insidieuses et s'installent graduellement, sournoisement. L'alcool procède, dans son œuvre de mort, par des transitions insensibles, et, peu à peu, l'organisme de l'ivrogne devient comme une boutique où tous les maux humains se donnent rendez-vous.

Le célèbre ministre Gladstone donne une formule bien simple pour rédiger un certificat médical d'assurance sur la vie : Pour juger de la *vitalité* d'un homme, il prétend que la réponse à ces trois questions : « Quel est son âge? — Quelle est sa profession? — Est-il sobre ou ivrogne? » lui donne une connaissance suffisante du risque à courir [1].

Sans que le buveur s'en aperçoive, les accidents éclatent, un beau jour, du côté du pé-

[1] La Compagnie *The Gresham*, qui tient, depuis vingt ans, des registres séparés à cet égard, déclare que, parmi les *teetotallers*, les morts réelles n'ont atteint que 70 0/0 des morts prévues, tandis qu'elles atteignaient 99 0/0 chez les buveurs.

ritoine, du foie ou du tube digestif, qui sont, depuis longtemps malades, à l'état latent. C'est ce qui nous explique pourquoi, en cessant toute libation, le buveur invétéré peut, parfois, ajourner ou même éloigner définitivement de lui les symptômes morbides. Mais généralement, quand un ivrogne commence à maigrir, méfiez-vous, c'est mauvais signe. Il est trop tard pour opérer la rétrogradation de la maladie :

... « Sero medicina paratur,
Quum mala per longas evaluere moras ! »

ACTION DE L'ALCOOL SUR NOS ORGANES

Action sur la composition du sang. — Burggraeve a montré que la crête d'un coq empoisonné par l'alcool devient bleuâtre, de rutilante qu'elle était. Si l'on verse de l'esprit de vin dans le sang d'une saignée par exemple, il devient noirâtre et incoagulable. Donc, l'alcoolique subit, peu à peu, une asphyxie lente, il devient un animal à sang froid. Le sang, mêlé de particules graisseuses, subit, en même temps qu'un abaissement de chaleur, une déformation de ses globules. D'où, l'anémie du buveur et son état de faiblesse générale, ses hémorragies faciles (taches scorbutiques, purpura) et enfin le hideux cortège de maux qui vient assaillir tout son organisme.

C'est également à l'état du sang qu'il faut attribuer les gangrènes des extrémités (Asphyxie locale) causées par une altération profonde de la nutrition et une déchéance vasculaire, semblables à celles amenées par l'intoxication arsénicale ou oxycarbonique.

Tube digestif. — Les premières voies digestives, bouche, pharynx, œsophage, sont, chez le buveur, le siège d'irritations chroniques; la langue, ce miroir de l'estomac, est rouge et fendillée. L'estomac est irrité, épaissi, ulcéré;

il devient, de bonne heure, impropre à la digestion, ce qui nous explique le manque d'appétit du buveur, ses pituites, ses indigestions, ses renvois acides et brûlants. La gastrite ulcéreuse entraîne des vomissements de sang, et finit par causer la mort, si le sujet atteint ne quitte tout régime irritant, pour recourir à la diète lactée exclusive.

Dujardin-Beaumetz et Audigé, en faisant connaître, le 1er avril 1884, à l'Académie de médecine, les résultats de leurs expériences sur les porcs, disent que ces animaux, soumis d'une façon lente et continue à l'usage des alcools, deviennent constamment dyspeptiques et présentent, à l'autopsie, les lésions congestives et inflammatoires les plus caractérisées.

Les dégustateurs sont tous dyspeptiques, et la plupart des aigreurs disparaissent lorsqu'on cesse l'usage du vin pur [1].

L'intestin subit la même irritation que les

[1] Voir Dr E. Monin, *l'Hygiène de l'estomac*. O. Doin, édit.

épithéliums de la langue, de la gorge, de l'estomac. De là, des diarrhées rebelles, tenaces, incoercibles, épuisant les malades et les cachectisant. Ainsi, toute nutrition est arrêtée, et l'organisme ne saurait alors résister au toxique. Au contraire, pour vaincre la redoutable « pituite », le buveur a recours à l'alcool, seul palliatif du *vomitus matutinus potatorum*, mais palliatif à la façon retournée d'une cruelle lance d'Achille !

De beaucoup, ce sont les lésions du foie qui font, le plus implacablement, mourir les buveurs : car le foie est (comme l'a fort bien défini Girerd), le balancier de l'horloge humaine... L'incurable cirrhose [1], la dégénérescence granulo-graisseuse du foie, commencent par des troubles sans importance et finissent, tôt ou tard, par la mort. D'abord, le foie se congestionne et s'enflamme, puis il s'atrophie,

[1] Incurable ou à peu près, malgré les intéressantes observations récemment publiées par Lancereaux (*Union méd.*, 1887).

généralement à la suite de jaunisses successives.

L'alcool durcit, peu à peu, les éléments, si importants pour la vie, de l'appareil hépatique, et donne naissance à un tissu fibreux de nouvelle formation, qui comprime graduellement le fonctionnement de la glande, et finit par l'atrophier. De plus, le cours du sang de la veine-porte est entravé par la compression, et de cette entrave résulte l'hydropisie : ce qui a donné naissance à ce proverbe pittoresque : « Qui a vécu dans le vin, meurt dans l'eau. » Ce sont surtout les buveurs d'alcool concentré (eau-de-vie, vin pur, bières fortes) qui, naturellement, succombent à la cirrhose. Les buveurs d'alcool dilué, de cidre, de bière de Munich, mourront plutôt du mal de Bright, c'est-à-dire des diverses lésions de rein, causées par le surcroît de travail imposé à l'appareil urinaire.

Tous les viscères abdominaux, le pancréas, la rate, le péritoine peuvent être victimes, chez le buveur, de ces dégénérescences graisseuses, degré ultime de dégradation des tissus vivants, véritable cadavérisation des éléments cellulaires, analogue à celles que produisent les plus redoutables poisons (phosphore, arsenic). C'est à ces altérations qu'est dû, fréquemment, l'embonpoint abdominal des buveurs ; cette gastrophorie est de si mauvais aloi, que le bon sens vulgaire n'hésite pas à la qualifier de « mauvaise graisse ». Après cela, dites-nous si Horsley exagère, lorsqu'il qualifie l'alcoolisme de *suicide chronique*.

CIRCULATION. — L'alcool surmène le fonctionnement du cœur, irrite cet organe, l'hypertrophie, le surcharge de graisse ; il enflamme le péricarde et peut provoquer l'endocardite ulcéreuse mortelle. Il parsème les gros vaisseaux artériels de taches d'athérôme, capables d'amener bientôt des dilatations anévrismales. Ces lésions vasculaires ressemblent, à s'y méprendre, à celles des vieillards, dont les artères sont durcies par les concrétions; or « on a l'âge de ses artères », a dit justement Cazalis. Les buveurs succombent fréquemment à des altérations de l'aorte ou des vaisseaux du cerveau et des méninges. M. R. Maguire (de la Clinical Society), pense, en outre, d'accord en cela avec l'École allemande, que l'abus de l'alcool et notamment de la bière, est capable d'engendrer la dilatation aiguë du cœur.

Respiration. — Les poumons sont congestionnés ou enflammés : ils sont le siège de pneumonies, de bronchites aiguës ou chroniques, de catarrhes bronchiques, etc. La dégénérescence graisseuse des muscles du larynx amène également, chez l'alcoolique, une sensation de constriction et une raucité caractéristique de la voix. Les affections respiratoires de l'alcoolisé ressemblent aussi étrangement à celles du vieillard. La pneumonie tend à envahir les sommets et à suppurer.

Elle entraîne constamment le délire, la dépression grave des forces, et, neuf fois sur dix, la mort, alors que, chez le sujet sobre, la pneumonie est, le plus souvent, bénigne comme on sait.

L'alcool a également une influence remarquable sur la production de la phtisie, et notamment de sa forme galopante. Tous les pays alcooliques sont des pays tuberculeux.

C'est ainsi qu'au Havre, dit le Dr Gibert, au Havre « où il se boit vingt-sept litres d'alcool par an et par habitant, la phtisie est très fréquente ». Il se fait des congestions pulmonaires à forme catarrhale, ou bien de l'induration pulmonaire commençant par la plèvre ; et, pour peu que le sujet soit prédisposé et continue ses habitudes d'intempérance, il devient rapidement la proie de la phtisie. Ainsi l'alcoolique côtoie sans cesse un précipice. Comme le sucre dans le diabète, l'alcool paraît être un engrais favorable au bacille de la tuberculose.

Appareil génito-urinaire. — Nous avons signalé, tout à l'heure, l'action des boissons alcooliques sur les reins. Outre les néphrites albumineuses chroniques (en Écosse, les quatre cinquièmes des brightiques le sont par l'alcool — *Christison*) ordinairement causées par l'inflammation et la sclérose rénales, elles provoquent souvent des calculs et des coliques néphrétiques, chez les sujets que prédispose la diathèse arthritique. Elle cause également des irritations de l'urèthre et du col de la vessie, des rétentions d'urine, etc. Chacun connaît la « chaudepisse des buveurs de bière », si fréquente en Hollande et en Belgique.

L'alcoolisme chronique atrophie les testicules et cause l'azoospermie et l'agénésie. Chez la femme, il rend irrégulière la fonction menstruelle, et cause l'avortement et les hémorragies utérines, ainsi que nous le verrons dans la suite. Comme sur toutes les autres fonctions, le premier effet de l'alcool est, sur la fonction génitale, une certaine excitation.

Mais, défions-nous de ce chant de sirène, et rappelons-nous ce que le grand W. Shakespeare fait dire à l'un de ses héros : « Si le vin dispose à l'amour, il retire bientôt les *moyens de le satisfaire...* »

PEAU. — L'appareil cutané est également touché par l'empoisonnement alcoolique. Les fonctions de la peau, d'abord suractivées, s'altèrent bientôt.

L'épiderme se dessèche et devient le siège de démangeaisons vives. Les éruptions ordinaires sont : le prurigo, l'ecthyma, l'acné (dont la variété *couperose* enlumine la trogne des buveurs), les ulcérations des pieds, les hémorragies de la peau, siégeant surtout aux malléoles, sous forme de sugillations violacées.

La malpropreté des ivrognes aggrave, du reste, singulièrement ces lésions de la peau.

Rappelons enfin, pour ne rien omettre, que la *combustion humaine spontanée* n'a été observée que chez des individus gras, infiltrés d'alcool.

Action de l'alcool sur les maladies chirurgicales. — Chez l'alcoolique, toutes les maladies peuvent, comme le fait volontiers la pneumonie, se compliquer de *delirium tremens*. Mais ce sont les maladies chirurgicales surtout qui obéissent à cette loi. C'est ce qui nous explique la gravité exceptionnelle, quelquefois foudroyante, du traumatisme et des rixes sanglantes chez les alcooliques. L'altération du sang et des viscères amène dans les solutions de continuité des tissus, diverses complications néfastes : érysipèle, abcès, gangrène, phlegmons diffus. On voit bien cette déplorable influence lorsque le sujet est soumis au choc opératoire, le traumatisme par excellence! Jamais, pour ainsi dire, une opération ne réussit chez un buveur. Les fractures du crâne, les cataractes opérées, les lésions génito-urinaires revêtent une gravité exceptionnelle ; c'est ce qui a fait dire à un célèbre chirurgien : « L'alcoolique est un diathésique, justiciable de la seule chirurgie conservatrice. » Le regretté Gosselin explique la gravité des blessures chez l'alcoolique par cette sorte de sénilité précoce particulière des tissus, et par l'usure de la nutrition qui rend la décrépitude certaine, la réparation toujours imparfaite. L'alcoolique est, d'ailleurs, souvent sous l'influence de l'inanition, et, par conséquent, de l'adynamie.

L'alcoolisme fait également très mauvais ménage avec les diathèses et les états chroniques. La syphilis[1], le scorbut, le diabète, l'albuminurie, etc. sont désastreusement influencés par l'alcool, qui crée avec ces maladies,

[1] L'alcoolisme fouette la syphilis. Il exagère ses formes graves et précoces, la rend ulcéreuse, cérébrale et cachectique. « L'alcool pousse au cerveau, dit Fournier, comme il pousse à la peau. »

Michel Peter a étudié les alcoolo-saturnins, qui présentent fréquemment les symptômes de l'hystéro-épilepsie.

déjà dangereuses par elles-mêmes, les plus redoutables hybridités morbides.

Action sur le système nerveux. — Elle est trop importante pour ne pas faire l'objet d'une étude à part. (Voir plus loin, chap. iv.)

ACTION DE L'ALCOOL SUR LA DESCENDANCE

« *Fortes creatur fortibus et bonis.* »
(Horat.)
« *Corrupta sunt semina ebriosorum.* »
(Tulpius.)

Rien d'étonnant, alors, que « l'ivrogne n'engendre rien qui vaille », selon le mot de notre vieil Amyot. La mythologie nous montre Jupiter, ivre, caressant un jour son épouse Junon, et Junon, peu après, enfante un monstre. La mythologie pense ici, comme la science :

« Les médecins disent, quand on est ivre,
Que de sa femme on se doit abstenir
Et que, dans cet état, il ne peut provenir
Que des enfants pesants et qui ne sauraient vivre. »

Ces vers de Molière (à peu près littéralement traduits de ceux d'*Amphytrio*, de Plaute) montrent à nos lecteurs que jamais les anciens n'ont révoqué en doute l'hérédité de l'alcoolisme. Il est vrai, d'ailleurs, qu'elle crève les yeux :

Quand il a neigé sur le père
L'avalanche est pour les enfants.

Ici encore, il faut distinguer, tout d'abord, l'alcoolisme aigu, l'état d'ivresse, et l'alcoolisme chronique, ou empoisonnement général de l'économie par l'alcool. Par une loi sévère, Lycurgue avait interdit aux jeunes époux spartiates l'usage du vin, sous le prétexte, dit Plutarque, que « *ebrii gignunt ebrios* ». Il est certain que l'enfant de l'ivrogne apporte, de bonne heure, un penchant irrésistible pour les boissons enivrantes. C'est surtout l'ébriété de la mère qui se transmet, parce que l'enfant est fait surtout de la substance maternelle : il reçoit d'abord le sang, puis le lait de sa mère. Or, la physiologie nous l'apprend : l'alcool passe dans le sang, comme il passe dans la sécrétion lactée. Combien de convulsions de la première enfance proviennent de la seule intempérance de la nourrice! Combien d'éruptions cutanées étranges, de troubles digestifs inexpliqués, n'ont pas d'autres causes[1]!...

Le docteur Delage (de Toulouse) a communiqué à la société de médecine de cette ville une série d'observations remarquables (1878)

[1] Notre éminent confrère le docteur E. Decaisne a eu, depuis plus de vingt ans qu'il fait des recherches sur ce sujet, l'occasion d'observer vingt et un cas de convulsions infantiles par habitudes alcooliques de la nourrice mercenaire. Les abus alcooliques produisent, du reste, chez les nourrices, l'augmentation de la sécrétion urinaire, qui, jointe aux perturbations de la nutrition, ne tardent pas à diminuer la sécrétion lactée.

(Decaisne. Conférence de 1887 à la Société française de tempérance.)

tendant à prouver que l'ivresse, même accidentelle, au moment de la conception, donne naissance assez fréquemment à des produits idiots et hydrocéphales. Demeaux va plus loin encore; il affirme que l'état d'ébriété des parents est la cause primordiale des affections nerveuses des nouveau-nés. Cela est vrai peut-être pour l'alcoolisme chronique. Mais si l'ivresse accidentelle devait être incriminée à ce point, les maladies nerveuses de l'enfance seraient universellement répandues : l'ébriété n'est-elle pas, en effet, le premier acte de la plupart des nouveaux conjoints?

Heureusement, les mariages d'alcooliques sont souvent inféconds, soit que le poison atrophie la fonction génitale de l'homme ou de la femme, soit qu'il frappe mortellement le fœtus avant le terme de sa naissance. Les alcooliques chroniques, que nous avons si souvent dépeints comme semblables à des vieillards, deviennent rapidement impuissants. La dépopulation de certains pays tient manifestement à l'alcool, et des tribus entières de sauvages ont disparu de cette manière. La femme alcoolique, de son côté avorte souvent, à la suite d'hémorragies, de flaccidité ovarique ou d'attaques d'éclampsie. Les nourrissons succombent aussi, de bonne heure, à l'éclampsie ou à des accidents tétaniques [1].

L'épilepsie, l'hystérie, la paralysie infantile, les vertiges et les terreurs nocturnes de l'enfance, les dégénérescences cérébrales et la terrible méningite tuberculeuse attendent également le malheureux descendant de l'alcoolique. S'il échappe à ces coups mortels, c'est pour aller vers l'idiotie, l'imbécillité, le rachitisme, et, plus tard, la phtisie. Le docteur Howe, au Massachusets, le docteur Dahl à Copenhague, ont constaté que la moitié des idiots sont issus d'alcooliques. Morel, chez nous, a dit que « les

[1] Gerhard Westfeld a observé en Suède que le chiffre des naissances masculines diminue parallèlement à l'augmentation de la consommation alcoolique dans ce pays. On peut en dire autant, ou à peu près, hélas! de notre Normandie.

difformités de l'intelligence, comme celles du corps, ont souvent pour père l'alcool. » Ruer a constaté les mêmes faits chez les mineurs de Westphalie, dont les enfants succombent presque tous à la suite de convulsions nerveuses. Le descendant d'alcoolique a un goût inné pour l'alcool. Le caractère d'Etienne, le héros de *Germinal*, dérive d'une observation scientifique des plus rigoureuses. En dehors de toute contagion par l'exemple, le descendant d'alcoolisé est un sujet pervers, indécis, tendant au mal par une sorte d'impulsion irrésistible. Dans les crèches même, on distingue immédiatement (suivant la remarque du docteur Goyard) un enfant d'alcoolisé. Il se reconnaît à son faciès de vieillard, à sa grande irritabilité, à son atrophie physique; il louche et il est en proie aux convulsions. Les infirmières, elles-mêmes, dévisagent, très aisément, ces produits de l'alcool, à leur allure caractéristique [1].

[1] Les malformations du crâne et la scrofule sont fré-

Marcé cite un alcoolique marié deux fois; avec sa première femme, il eut seize enfants, dont quinze moururent avant un an, et un fut épileptique; avec sa deuxième, huit enfants dont sept moururent de convulsions et un dip-

quemment aussi l'apanage de ces tristes produits (Motet, Morel).

MM. *Mairet* et *Combemale*, ont mis en lumière, par des expériences sur les animaux, l'influence dégénérative de l'alcoolisme sur les descendants à plusieurs degrés.

Dans un cas, un chien intoxiqué chroniquement par l'alcool et accouplé avec une jeune chienne saine a engendré douze chiens qui ont succombé tous en soixante-sept jours, les uns mort-nés, les autres morts d'attaques épileptiformes, d'entérite vermineuse, de tuberculose pulmonaire et péritonéale; en faisant leur autopsie, on leur a trouvé des lésions qui doivent être rattachées à la dégénérescence alcoolique, épaississement des os du crâne, sutures précoces, adhérences entre la dure-mère et les os crâniens, différences de poids entre les hémisphères, dégénérescence graisseuse du foie.

Une chienne vigoureuse et intelligente est soumise pendant les trois dernières semaines de la gestation à l'intoxication aiguë par l'absinthe de débit; elle met bas six petits : trois sont mort-nés; deux sont bien développés physiquement, mais peu intelligents; le troisième, une chienne, a une croissance difficile, des défectuosités intellectuelles et une anosmie notable.

Cette chienne, qui présentait ainsi déjà des signes de dégérescence du système nerveux, s'accouple avec un somane survécut. Le docteur Normann Kerr cite une famille, dont le père, ivrogne invétéré, a deux filles épileptiques et une troisième imbécile. Le docteur Howe cite le cas d'un alcoolique, père de sept enfants idiots, etc... Lunier attribue, avec raison, à l'alcool la fréquence de l'idiotisme et du crétinisme dans certaines régions. Sur trois cents soixante-dix-neuf observations, Dodge a constaté cent quatre-vingt fois ces phénomènes de l'hérédité alcoolique, et Lancereaux cent soixante-quatorze fois sur huit cent treize cas. Ce dernier observateur (aux travaux duquel il faut toujours se reporter, lorsque l'on étudie l'alcoolisme) résume ainsi les accidents héréditaires habituels qu'il a constatés : Dès le jeune âge, susceptibilité nerveuse excessive,

chien vigoureux et intelligent et met bas trois chiens. Parmi ceux-ci l'un est atteint de plusieurs vices de conformation (pied-bot, atrophie des orteils, gueule de loup, etc.), un autre meurt athrepsique avec persistance du trou de Botal, le troisième est atteint de carreau et d'atrophie crurale.

(*Académie des Sciences*, 5 mars 1888.)

bizarre; précoces besoins d'excitants alcooliques, besoins qui se transforment, au moment de la puberté, en une irrésistible passion. Chez le fœtus, atrophie cérébrale; dans l'enfance, épilepsie incurable et méningite tuberculeuse; dans la jeunesse, phtisie pulmonaire, abâtardissement de la taille des conscrits, etc. — Les maisons de correction sont peuplées d'enfants d'ivrognes; vingt-cinq pour cent épileptiques sont nés d'alcooliques (Lunier). Voilà donc les méfaits de l'alcool : ils s'étendent véritablement jusqu'à la descendance, et transforment ainsi la question de l'alcoolisme en la plus saignante des questions sociales ! Ne pourrait-on appliquer justement à l'eau-de-vie ce que Joseph de Maistre pensait d'un autre redoutable fléau : « Elle agit sur le possible, tue ce qui n'est pas encore et ne cesse de veiller sur les sources de la vie, pour les appauvrir et les souiller? »

Erasmus Darwin avait indiqué, dès 1794, cette loi d'hérédité : « Elle s'étend, dit-il, jusqu'à la troisième ou quatrième génération, à moins d'une abstinence totale, inflexible, persistante, des boissons enivrantes, de la part des victimes de cette triste transmission héréditaire. » — Cette transmission se faisant surtout par la mère, on la rencontre, pour ainsi dire, à chaque page, dans les observations des médecins anglais, parce que l'alcoolisme féminin (comme chacun sait) est très fréquent dans les villes de la Grande-Bretagne, et cela, depuis longtemps, puisque le grand William dit déjà, dans *King Lear* : « Esprit de vin, s'il n'est aucun autre nom par lequel je puisse t'appeler, je t'appellerai Démon[1] ! »

[1] Ecoutez cet écho de la « *Rue à Londres* », de Jules Vallès, (*livre IV*) et vous serez édifiés :

« L'ivresse ! c'est elle qui domine et tue les autres passions, et l'honneur du foyer se conserve comme un fœtus, dans l'eau-de-vie. —

« Les riches, aussi bien que les pauvres, passent par là. Sous les lambris étoilés d'argent, tout autant que sous les plafonds chinés de punaises, les filles d'Albion, cousues d'or, ou cousues de poux, collent leurs lèvres au goulot et *se paient des cuites.*

« L'époux ne s'indigne pas trop — la plupart du temps il a le nez dur aussi.

« Puis, malgré la paresse même, s'il n'y avait pas à l'ennui de l'isolement ce contre-poids de la boisson, la femme relèverait peut-être la tête ; il aime mieux qu'elle lève le coude.

« Notre ivresse est rose; la leur est noire, elle a pour mousse la bave et l'écume, la bave de la fureur, l'écume de l'épilepsie. On se bat, et l'on tombe du haut-mal sur le seuil des *public-houses.*

« Leur bière et leur gin versent la rage dans le sang et la fureur dans le regard, comme si la lie du *pale-ale* était du fiel, comme si les gouttes de gin étaient des larmes tombées des yeux blanc d'un fou.

« Nous avons bien notre liqueur qui brûle les cervelles; mais avant qu'elle en ait fait de l'amadou, l'absinthe a jeté, là-dedans, par éclair, la verve et la flamme; elle a été caressante, au moins, la Muse verte, pour ceux dont elle a brisé les lèvres, et même elle a parfois, dit-on, inspiré l'éloquence et fouetté le génie. L'inspiration ne peut pas jaillir de leurs pots de métal, ni le génie venir par le goulot de leurs flacons.

« D'ailleurs, ils se jettent sur le poison sans mesurer la dose, ces Anglais; ils se vantent de leur flegme; mais devant l'ivrognerie, ils baissent le museau comme des chiens qui laperont jusqu'à la vase un ruisseau dont l'eau les fera crever.

« Tout le monde boit ici.

« J'ai rencontré des demoiselles décemment mises qui festonnaient; et des professeurs qui faisaient des S, avec l'Iliade ou l'Evangile sous le bras.

« La « vile multitude » s'en paie jusqu'à plus faim. Elle hume, par la gueule des gallons, le restant de vertu du grain écrasé, devenu malfaisant en passant par les tuyaux des distilleries, puis par la gorge grillée des pochards ; mais, ces pochards-là ruminent leur boisson dans leurs cauchemars, comme si c'était encore du houblon ou du blé. »

— Nous avons cité la prose un peu crue de l'écrivain socialiste. Pour finir sur quelque chose de plus gai, rappelons l'opinion d'un humoriste sceptique, Xavier Aubryet : « — Les Anglaises, écrivait-il, vivent en moyenne soixante ans. Jusqu'à trente ans elles boivent de l'eau. A partir de cet âge, elles boivent du cognac..... *C'est probablement pour faire un grog !* »

CHAPITRE III

HISTOIRE DE L'ALCOOLISME

L'ÉTENDUE DU MAL, SON EXPANSION

> « L'ivrognerie tue plus de monde que les fièvres, les pleurésies, les maladies les plus meurtrières. »
>
> (Odier)

CHAPITRE III

L'ALCOOLISME

AUX POINTS DE VUE HISTORIQUE ET ÉPIDÉMIOLOGIQUE — TABLEAU SOCIAL DU FLÉAU

SON EXTENSION PANDÉMIQUE

Depuis 1678, époque à laquelle le monopole de la vente de l'eau-de-vie fut retiré aux pharmaciens, la porte était ouverte à ce redoutable fléau, l'alcoolisme. Mais le prodigieux accroissement de la consommation alcoolique se lie étroitement à l'ouverture des voies ferrées, qui ont fait affluer vers le centre des villes « ces gouffres de l'espèce humaine » (comme les nommait Jean-Jacques), tous les produits distillés ou fermentés, dont la consommation a, sans cesse, augmenté depuis cette époque. (Dans les cités industrielles, vingt-huit litres est la moyenne annuelle d'eau-de-vie consommée par chaque habitant!) En France, l'envahissement de l'alcoolisme remonterait, d'après Jolly, à ces immenses travaux de Versailles, auxquels prirent part (comme on sait) des ouvriers allemands et belges; mais le fléau réel ne date guère, croyons-nous, que de l'invasion des alliés (1814). Aujourd'hui, l'alcool est, selon l'expression de Lancereaux, « le poison ethnique le plus répandu ».

L'alcoolisme existe beaucoup moins dans les pays vinicoles, où les alcools sont l'objet d'une consommation très faible (exemple : l'Italie). En Europe, ce sont la Suède et la Norvège qui tiennent la tête. On peut dire qu'il se consomme, dans ces pays, une moyenne de cent litres d'eau-de-vie par an et par adulte. C'est, d'ailleurs, de Suède que sont parties les premières études sur l'alcoolisme, et le mot lui-même, créé par Magnus Hüss en

1850. L'Angleterre vient ensuite, où le gin tue, annuellement, cinquante mille personnes, dont mille deux cents femmes; où sur neuf cent quatre-vingt-un mille pauvres, huit cent mille sont notés comme ivrognes. La partie la plus alcoolique de la Grande-Bretagne est certainement l'Irlande, qui possède, d'ailleurs, le curieux monopole des buveurs d'éther. En Allemagne, on fabrique annuellement deux cent millions de litres d'alcool : mais l'alcoolisme ne sévit que dans les parties du pays non vignobles, où elle fait quarante mille victimes par an. Quant à la Russie, elle est toujours ce que disait Balzac : « Une autocratie soutenue par l'alcool. » Au Danemark, la situation est encore plus déplorable, puisque la consommation annuelle y est de soixante-sept litres d'eau-de-vie par tête d'habitant au-dessus de vingt ans ! En Belgique, on consomme annuellement plus de soixante millions de litres de ces alcools de grains, si toxiques, notamment le genièvre (pseudoschiedam et hasselt), falsifié par l'addition du poivre, du gingembre, de l'alun, du savon, de l'acide sulfurique, etc... C'est un poison qui, d'après Crocq, produit (on le conçoit), sur l'organisme des « lésions plus intenses, plus multiples, plus terribles que le phosphore et l'arsenic ». (Sachez qu'il y a en Belgique cent vingt-cinq mille cabarets, et supputez alors le nombre des victimes de l'alcool.) En Suisse, dans le seul canton de Berne, il existe six cent soixante-dix distilleries, produisant annuellement deux millions six cent quatre-vingt-quinze mille seize litres de spiritueux; en outre, il y a environ un million de litres importés. Genève compte un débit par quatre-vingts habitants. La tempérance y a de quoi prêcher sa doctrine!

L'évêque de Saint-Paul-Minnesota (United-States) disait, dernièrement, en chaire, que la somme dépensée en quatre ans, dans la Grande-Bretagne, pour les boissons alcooliques, suffirait à acheter tous les chemins de fer du pays, et en six ans à payer la dette nationale. Les États-Unis[1], terre classique de l'alcool, n'ont, sous ce rapport, rien à envier à l'Angleterre où le climat explique, d'ailleurs, jusqu'à un certain point, les abus de whisky[2].

[1] Déjà au dernier siècle, d'Alembert définissait les États-Unis « le pays où l'on a toujours soif ».

[2] « Le peuple anglais, a dit le Dr Drysdale au congrès de Zurich (1887), dépense annuellement cent trente millions de livres sterling pour les boissons alcooliques ; je n'hésite pas à déclarer que, si l'on jetait cet argent à la mer, il serait bien plus utilement employé ! » Charles Dickens, dans ses immortels romans, emploie souvent l'expression « saoûl comme un lord », pour désigner ses héros ivre-morts de gin. (Voir *plus haut*, la citation de la *Rue à Londres*, de Vallès.)

Le caricaturiste Hogarth a peint, pour une *great ale-house* de Londres, le tableau allégorique suivant :

Il représente un pauvre diable en train de se débattre entre quatre fléaux : une femme qui boit et qui lui grimpe sur les épaules; un singe et une pie qui figurent l'impudence et l'indiscrétion, et enfin la bouteille d'où vient tout le mal.

On lit au-dessous du tableau : « Dessiné par l'expérience, gravé par le chagrin. »

Nous devons dire également ici quelques mots sur les *buveurs d'éther*, si communs en Irlande surtout, où le litre de cette boisson coûte trois francs et peut servir à griser quarante personnes. L'éthéromanie est moins rapidement mortelle que l'alcoolisme, à cause de l'élimination, ordinairement facile du poison. Les buveurs d'éther se reconnaissent surtout à leur abru-

Toutefois signalons l'heureuse amélioration constatée presque partout, depuis quelque temps, en Angleterre et surtout en Amérique. La bière allemande s'implante heureusement dans ces régions, dont elle chasse, peu à peu, le poison national.

Étant donnée l'incontestable supériorité nocive que les boissons distillées ont sur les boissons fermentées, de deux maux prenons le moindre !

Les Européens les plus sobres sont les quelques mahométans, les Italiens, les Grecs et les Espagnols : ces derniers considèrent l'ivrognerie comme le plus honteux de tous les vices, et la plaie des civilisations. L'alcoolisme n'est-il pas, en effet, le but idéal des sauvages? En Afrique, les peuplades du Congo[1]

tissement et à l'odeur spéciale qu'ils exhalent (Voir : Dr E. MONIN. — *Les odeurs du corps humain dans l'état de santé et de maladie*. — G. Carré 1885).

[1] A l'heure qu'il est (Mœller) le Congo belge est gangrené de toute part par le schiedam, délicieux « *vin des blancs* ! »

et de l'Abyssinie s'enivrent de vin de palmier et de bière de millet. Les sauvages océaniens, les Taïtiens, les Fidjiens, sont les plus alcooliques des hommes. La nomenclature des innombrables boissons exotiques, inconnues du boulevard (lequel, d'ailleurs, n'en a guère de meilleures), tiendrait, à elle seule, un volume! Citons seulement le *toc* de Madagascar, sorte de vin de banane; le *pombé*, bière de Millet cuit; le vin de bourgeons de palmiers des Guinées ; le *bouja* nubien, boisson fermentée composée d'eau, de miel, d'orge et de poivre; le *tallu* et le *maïssé* d'Abyssinie ; le *milaffa* congolan; le *chong* du Thibet et le *lian* de Siam, bières de riz; le *colon*, le *sindaytary*, le *gomouti*, le *hellwater*, le *brum* de Sumatra, le *tocak*, le *saguceer* et autres eaux-de-vie de palmes; le *vin de Coco* des Philippines, le *y-wer a* des îles Sandwich, le vin d'oranges de Taïti, le *ponchiry*, l'*ouïcou*, le *payouaran*, extrait du manioc; le *musato*, du Maïs, le *guaruso* des Andes; le *chicha* des

Cholos, extraits du riz ; le *kooi*, vin de pommes, le *caxaca* ou *cahaca* brésilien, vin de canne à sucre, etc. etc. L'alcool est la divinité universelle et sordide de toutes les nations humaines.

La résistance des sujets à l'alcool est d'ailleurs très variable, selon leur énergie de nutrition et leur force plastique. C'est ainsi que la race anglo-saxonne est, évidemment, plus résistante que la nôtre.

En France, l'alcoolisme cause annuellement deux milliers environ de décès... officiels. Les départements qui tiennent la tête sont : la Seine-Inférieure, le Calvados, la Manche et le Pas-de Calais, tous non vinicoles. (C'est à Clermont-Ferrand que la consommation est la plus forte ; deux cent quarante litres en moyenne par an et par tête. C'est à Tourcoing qu'elle est la plus faible ; quatorze litres.) Le vin est remplacé, dans le Nord, par la bière et surtout par l'alcool. Rennes, Caen et le Mans consomment le plus de cidre. A Rennes, la moyenne par tête atteint cinq cent vingt-deux litres. A Caen, on boit dix-sept litres d'alcool... A Paris, la consommation des boissons alcooliques a beaucoup augmenté. En 1840, un Parisien buvait environ cent litres de vin par an ; en 1885 il en buvait deux cent vingt-cinq, vingt-quatre litres de bière et douze d'alcools variés... et avariés.

On peut voir, d'après ces chiffres, combien l'alcoolisme touche de près à l'hygiène générale et à l'avenir des nations : et cependant, nous nous sommes contentés de soulever un coin du voile de la statistique qui recouvre une si vaste étendue de misères. L'alcoolisme! Quelle est l'épidémie, la pandémie capables de lui être comparées?... Mais poursuivons l'étude approfondie des faits.

Dans les pays du Nord, c'est surtout le froid humide et les misères de l'alimentation qu'il faut incriminer, comme causes de l'alcoolisme. En Angleterre, le fléau ne respecte guère la femme, puisque, en 1876, la seule prison de

Westminster a reçu cinq mille cinq cent quatre-vingt-huit femmes condamnées pour ivresse publique !

L'alcoolisme européen n'est point limité aux villes. Il est également très répandu dans les campagnes. D'après le professeur Layet, soixante pour cent des criminels campagnards sont des alcooliques. Les fêtes religieuses, les foires et marchés si multipliés apparaissent comme des causes indéniables d'expansion du mal, et le sociologiste ne doit pas les méconnaitre. A la campagne, toutes les affaires se traitent au cabaret. Le paysan bosniaque boit annuellement cent trente litres d'eau-de-vie de prunes[1]. En France, ce sont surtout la Flandre, la Normandie, la Picardie et la Bretagne qui sont les provinces fertiles en alcooliques. Dans ces pays, se consomment de nombreux esprits toxiques, retirés de l'orge, du seigle, du riz, du maïs, des pommes de terre, du

[1] *Slibowitz* ou *sliwowitz*, très analogue au *quetsch* alsacien.

cidre, des résidus des féculeries et des mélasses de betteraves. Et c'est surtout dans ces régions que l'on remarque la multiplicité des foires et des réunions commerciales. C'est (il n'en faut pas douter), c'est là le véritable milieu épidémique de l'alcoolisme. C'est là où il aime à se développer dans toute sa beauté : Gasteræa n'est-elle pas la muse de la sociabilité, la dixième muse de Brillat-Savarin ? D'ailleurs, la loi cosmique de l'intempérance (Bowdits) veut qu'elle augmente de fréquence et de brutalité à mesure qu'on se rapproche du Nord.

Toutefois (il faut bien le dire), l'alcool, en sa qualité de poison de l'intelligence, est la grande misère des cités, et des cités industrielles surtout [1].

[1] Sur cent-cinquante maisons d'un étage, une certaine rue de Rouen compte soixante-quinze débits ; elle n'en avait que soixante-huit il y a quatre ans. Il n'y est pas d'épicier, de fruitier, qui ne verse à boire. C'est chez ce dernier que les femmes, venues ostensiblement pour

L'ignorance est le plus utile adjuvant de l'alcoolisme. C'est elle qui pousse les nourrices belges à mêler la bière au lait de leurs nourrissons. C'est elle qui fait dire aux parents de tous pays, parlant de leurs bébés : « C'est un petit homme, il boit du vin comme son père [1] ! » Les médecins contribuent, peut-être, aussi, à répandre le goût pour l'eau-de-vie. Sans remonter à Hippocrate, qui conseille de s'enivrer une fois par mois, la médecine moderne ordonne l'alcool, comme tonique, dans bien des maladies, et le vin, souvent à hautes doses, comme reconstituant et anti-anémique.

La voix populaire fait de l'alcool la panacée de tous les traumatismes physiques et moraux (arnica, vulnéraire, absinthe[2]). L'alcool est dans

acheter quelques sous de légumes, boivent subrepticement un ou deux petits verres... plusieurs fois par jour. (TOURDOT.)

[1] Une enquête récente, faite sur les écoliers de Vienne, a établi que les parents font boire communément de l'eau-de-vie à leurs enfants, qui arrivent à l'école hébétés d'ivresse.

[2] En Suisse, le peuple traite par le bitter ses soi-

nos mœurs. Le petit verre fait partie de la politesse obligatoire. Les riches enfouissent de vieux vins dans leurs caves, et pendant qu'ils donnent à manger (lisez : *à boire*), les pauvres organisent, eux aussi, leurs réceptions au cabaret voisin, salon de l'ouvrier ! Là, le champagne est simplement remplacé par l'alcool de pommes de terre, mais le but est le même, si le résultat diffère !...

Vous comprenez, maintenant, l'indulgence que tous professent à l'égard de l'ivresse, et les excuses que chacun trouve en faveur de l'alcool. L'alcool est sur notre chemin à tous ; nous en rencontrons l'usage, et goutte à goutte, la contagion aidant, nous courons vers l'abus. Toute boisson alcoolique fournit, du reste, au

disant « faiblesses d'estomac » : Le bitter est le grand remède pour chasser le ver... et purifier l'haleine (docteur Forel, de Zurich). L'alcoolisme *à la pinte* sévit également dans ce pays avec une rare intensité, malgré les efforts des sociétés protestantes de tempérance, qui imposent l'abstinence au point d'interdire l'usage du vin dans la communion !

cerveau, un certain degré d'excitation qui rend l'esprit plus vif et lui confère, suivant le mot de Bergeron, « une disposition à voir toute chose par le meilleur côté. » C'est de cette sensation du premier degré de l'ivresse que l'homme s'élève à l'ivrognerie, et s'entraîne, peu à peu, à l'alcoolisme[1].

Introduit à faible dose dans l'organisme, l'alcool y est brûlé. A forte dose, son élimination reste imparfaite. Quant à définir « faible et forte dose », cela est bien difficile. L'action varie, selon le climat, la race, l'individu. Un Marseillais ne peut avaler, sans danger, un verre de whisky, peu nuisible à un Anglais. Sous les tropiques, l'usage immodéré des

[1] Legrand du Saulle aimait à distribuer en trois familles les buveurs parisiens :

1° Consommateurs de *vin blanc :* femmes, cochers, chiffonniers;

2° Consommateurs d'*absinthe :* artistes, déclassés, irréguliers de la Bourse, de la presse et des théâtres, poètes incompris, etc.;

3° Consommateurs de *vin rouge :* la masse des travailleurs.

vins causera des abcès du foie. Enfin, il est certains sujets qui sont extrêmement sensibles aux doses (les plus insignifiantes pour d'autres) de boissons alcooliques. Ce sont ces sujets, généralement cérébraux (*nerveux héréditaires*), que le professeur Lasègue appelait les *alcoolisables*. Ce sont eux qui nous expliquent pourquoi certains accidents de l'alcoolisme éclatent, avec la plus triste gravité, chez des personnes qui nous paraissent d'une sobriété relative.

Nous venons de constater que l'alcoolisme est à peu près universellement répandu sur toute la terre. Eh bien! il est presque aussi également réparti dans toutes les classes sociales : « Et quel mal est comparable à l'alcool? » disait Edgard Poë, qui s'y connaissait...

C'est surtout sous la zone torride que les soldats prennent aisément l'habitude des liqueurs fortes. Chacun sait les désastres causés par l'absinthe en Algérie. Sous le prétexte d'émoustiller la nutrition engourdie par le climat, le soldat contracte, par l'abus des soi-disant *apéritifs*, les dyspepsies les plus graves, les congestions les plus rebelles du foie. Ce sont de véritables apéritifs... Oh! oui, s'il s'agit d'*ouvrir la porte* aux complications mortelles du paludisme et de la dysenterie!...

Sir Charles Napier a, il y a bien longtemps, fait remarquer aux Anglais que l'habitude de l'alcool dans l'Inde, prédispose les soldats à l'insolation, aux méningites, au choléra, etc... C'est pour cela aussi que le général Wolseley remplaça par le thé le whisky du corps expéditionnaire, pendant la dernière campagne du Soudan. C'est pour cela, enfin, que le général de Courcy interdisait à notre armée l'usage de l'absinthe au Tonkin. Dans la marine, sous le prétexte de prévention des fièvres, on fait plus volontiers abus du quinquina au madère. « C'est ainsi, comme le remarquait le regretté Borius, dans son *Traité des maladies du Sénégal*, c'est ainsi que la pharmacie devient, peu à peu, une succursale de l'estaminet! »

Les races exotiques affichent, d'ailleurs, comme nous l'avons vu tout à l'heure, le goût le plus prononcé pour l'alcool. N'est-ce pas avec l'*eau de feu* que nos pères ont dompté les sauvages et les ont chassés de leur pays ?...

L'armée anglaise, en apportant avec elle les terribles habitudes de l'amylisme septentrional, est devenue le plus énergique agent de dissémination de l'alcoolisme, qui s'est ainsi généralisé dans l'Inde, achevant les malheureux indigènes que n'avait pas tués l'opium et la famine ! Après les armées anglaises et suédoises, l'armée française est la plus alcoolique ; les armées italiennes et espagnoles sont celles qui payent le moindre tribut au fléau [1]. Il faut toutefois reconnaître, avec le docteur Chassaigne, que la morbidité et la mortalité par alcoolisme ont bien diminué, en ces dernières années, dans notre armée, grâce au service obligatoire, à la disparition des vété-

[1] Les Turcs, excellents hommes de guerre, sont des abstinents.

rans et à la suppression presque absolue des réengagements.

L'arrivée du jeune soldat dans les grands centres, son désœuvrement, l'excitation mutuelle de la chambrée, voilà les causes primordiales de *l'alcoolisme militaire*. On peut ajouter à ces causes : la tolérance, l'indulgence remarquable dont jouissent les ivrognes dans l'armée... On regarde comme une cruauté la répression de l'ivresse chez le soldat. « Quant à celle des officiers, elle est sans doute impossible, dit M. le docteur Jeannel, comme le parricide à Athènes, puisque la loi militaire n'en fait pas mention! » Depuis le fameux travail de Jeannel (1871) sur la répression de l'alcoolisme militaire, on a tenté peu d'efforts sérieux contre cet ennemi, redoutable pourtant, de l'armée et de la discipline, et les habitudes d'intempérance continuent à fleurir dans les casernes à peu près comme autrefois. D'après certains chefs, l'ivresse n'exclut pas les qualités du bon soldat. Ils n'osent dire qu'elles moralisent et disciplinent le défenseur de la patrie! Maisles médecins militaires (Morache, Arnould, etc.) disent tous que l'alcool augmente la mortalité par maladies épidémiques et par maladies *a frigore* chez le soldat, et joue un très grand rôle dans l'apparition chez l'officier, de son mal professionnel, pour ainsi dire : la paralysie générale.

Avec l'entraînement militaire plus énergique et la rareté des réengagements, l'alcoolisme militaire a diminué chez nous. Autrefois, on le voyait se développer surtout chez les vieux soldats, entre trente et cinquante ans. Le type du *vieux grognard*, avec son caractère triste, soupçonneux et taciturne, ses réponses brèves et saccadées, son délire craintif, ses tentatives de suicide, etc., représente, aux yeux de tout clinicien, un type alcoolique.

Pour combattre l'alcoolisme des casernes, il faudrait arriver à distribuer régulièrement du vin aux soldats, et supprimer ainsi cette crapuleuse et toxique institution de la cantine. Les campements et manœuvres plus fréquemment institués, ont déjà combattu fructueusement le désœuvrement et la contagion de l'exemple. Des pénalités matérielles et morales, équitablement distribuées aux officiers, sous-officiers et soldats, finiraient par extirper un jour de nos armées ce vice honteux de l'ivrognerie [1].

L'*alcoolisme féminin* est, heureusement, assez rare en France, exceptionnel même ; nous ne parlons pas de la dipsomanie, presque spéciale à la femme, et qui n'est (comme nous le verrons) qu'une maladie mentale. Le doc-

[1] L'usage des boissons fermentées, dit Henri Sainte-Claire Deville, détruit la discipline « : Si l'eau-de-vie échauffe, excite au moment du départ, son effet, au moment du combat, est le découragement pour l'esprit, le refroidissement pour le corps; les boissons enivrantes sont les plus terribles ennemis du soldat. » Il est bien certain qu'outre son action dégradante, l'alcool diminue vite la résistance du soldat aux fatigues et aux privations.

teur Plonquet (d'Ay), a démontré que l'alcool, chez la femme, est la source fréquente d'avortements, de parturitions laborieuses, d'hémorrhagies utérines, etc... Le poison s'accumule insensiblement chez elle, parce qu'elle cherche, autant que possible, à échapper aux effets bruyants de l'ivresse. Peu à peu, *pour se donner du ton*, la femme prend goût à l'alcool ; elle cherche d'abord (comme la Gervaise de *l'Assommoir*), l'oubli et la consolation dans les liqueurs douces, comme l'anisette... Puis, elle arrive, par une progressive perversion du goût, à rechercher les alcools les plus violents. Alors, éclatent, chez elle, des manifestations graves et rapides. La paralysie et l'ataxie sont communément constatées dans les hôpitaux de Londres, chez les femmes alcooliques, une des plaies saignantes de cette grande ville. Nous avons vu, dans les hôpitaux de Londres, des femmes alcooliques ayant perdu l'usage de la vue, du goût, de l'odorat ! Le *delirium tremens* y est aussi rare, on peut le dire, que les paralysies y sont fréquentes. Cela tient, d'après Buzzard et Broadbent, à la vie sédentaire de la femme et aussi à l'abus qu'elle fait, par goût, des alcools avec essences.

Un éminent observateur, notre maître M. Lancereaux, a insisté sur une particularité clinique, presque constante, de l'alcoolisme féminin. Les aveux confirmatifs faits aux médecins y sont très rares. La femme, interrogée, nie toujours tout excès antérieur. Elle se révolte devant nos questions ; elle jure être un modèle de sobriété ; elle affirme, avec les accents de la pudeur sincère, et parfois en pleurant à chaudes larmes (*émotivité alcoolique*), elle assure qu'elle est la victime de la plus odieuse méprise. Cette attitude mensongère s'explique assez bien par la perte de la mémoire et par l'inconscience, qui sont, l'une et l'autre, très précoces dans l'alcoolisme féminin. Cette intoxication est, d'ailleurs, très souvent combinée avec l'hystérie ; or, l'on sait combien les hystériques présentent une irrésistible tendance au mensonge.

L'alcool exerce, sur le cerveau si délicat de l'enfant, une action plus pernicieuse encore. Que de prétendues épilepsies, insomnies, danses de Saint-Guy, terreurs nocturnes, etc., sont causées, chez nos bébés, par l'abus des boissons alcooliques! Nulle de ces odieuses boissons ne doit entrer dans le cadre alimentaire des enfants qui, jusqu'à huit ans, ne devraient boire que de l'eau rougie. Le vin pur et l'alcool sont, pour l'enfance, des agents énergiques, véritablement médicamenteux, et que l'hygiène doit bannir absolument du régime normal, chez les jeunes sujets bien portants: « Loin de l'enfant, s'écrie éloquemment Michel Lévy, ces provocations prématurées qui, portées sur le tube digestif, retentiront sympathiquement dans l'encéphale et sur les organes génitaux : résistez aux appétences dangereuses de cet âge [1]! » Boire un peu du

[1] La loi du 19 mai 1874 et le décret du 14 mai 1875,

verre de papa, ajoute Ellis (*Traité des maladies des enfants*, chez O. Doin), voilà une habitude absurde et dangereuse, qui devient pour le bébé la source et le point de départ d'appétits désordonnés.

En Écosse, où l'on fait taire les enfants en leur faisant sucer un nouet trempé de whisky, Stadler a observé des sujets de quatre ans atteints de *delirium tremens!* Madden a cité des faits analogues, et Barlow et Connor ont publié dans *The Lancet* (1884), plusieurs cas de cirrhose alcooliques chez des enfants livrés à l'habitude du porter. En France, Magnan, Motet et Moreau (de Tours), ont insisté également sur la gravité excessive des lésions produites par l'alcoolisme sur les enfants. « On n'arrose pas les fleurs avec du vin, »

interdisent le travail des enfants dans les établissements industriels où l'on distille et rectifie les alcools, et cela à cause des incommodités et des dangers des émanations. Les mêmes règlements prescrivent la ventilation constante et spéciale des distilleries.

disait déjà, avec sa prescience, notre illustre Jean-Jacques.

Mais toutes ces horreurs n'existeraient point, sans la toute-puissance de l'exemple donné dans un milieu social ou famillal défectueux.

Le docteur Devoisins, dont les beaux travaux ont été souvent couronnés par la société française de tempérance, a étudié ainsi les ravages produits par l'alcool sur les femmes de Normandie. Les jours de fête, de foire et de marché, la femme va plus loin que l'homme encore, sur le chemin de la déviation morale : son cerveau n'est-il pas, comme le veut un proverbe du xvie siècle « fait de cresme de singe et de cervelle de renard? » A Rouen, douze pour cent des femmes s'enivrent, et Saint-Sever fourmille de cabarets féminins. Le docteur L. Tourdot, dans sa thèse (1886) nous apprend, en outre, que le foyer domestique est, dans la Seine-Inférieure, un foyer plus vaste encore d'ivrognerie pour les femmes et les enfants : ces derniers, si jeunes qu'ils soient, reçoivent leur ration d'eau-de-vie, dans les grands jours de fête. C'est ainsi que se développe de bonne heure, chez le petit Normand, le grossier penchant pour l'alcool.

La femme a une évidente prédilection pour les vins et liqueurs sucrés, mais dans les villes seulement. Dans les campagnes, c'est l'eau-de-vie qui vient suppléer à la ration alimentaire, volontairement insuffisante, de la campagnarde économe et avare. Aussi, M. Devoisins dit-il familièrement : « L'alcoolisme naît de la soupe aux poireaux. » C'est là, certes, un point d'hygiène qui a une grande importance.

L'alcoolisme alimente la prostitution et propage la syphilis dans les campagnes. Chez l'enfant-fille, il rend la menstruation précoce et douloureuse, développe la dépravation génitale et l'onanisme. Chez la mère, la mamelle s'empoisonne et le lait devient nuisible au nouveau-né. Voilà ce qui nous explique cette statistique normande, jusqu'ici incroyable, d'après laquelle la mortalité infantile augmenterait dans les communes où prédomine l'allaitement au sein! (Lefort, du Calvados.) Le docteur Devoisins conclut même en encourageant le biberon, dans ces pays bénis de l'alcool!

Heureusement aussi, l'avortement est fréquent chez l'alcoolique, dont l'ovaire atrophié détraque le fonctionnement maternel. La femme normande présente des hémorragies et des parturitions dangereuses; elle met souvent au monde un mort-né, « expression du degré intermédiaire entre la stérilité et la décrépitude du produit. »

Enfin, s'il est vrai que l'ébriété chez la femme est souvent mère de l'adultère; s'il est vrai que

« Femme safre et ivrongnesse
« De son corps n'est plus maîtresse »,

« il est incontestable aussi, dit toujours M. Devoisins, que les désirs amoureux disparaissent (parfois avant trente ans), chez l'alcoolisée :

alors l'adultère du mari devient la conséquence de l'atonie génitale de la femme. »

Nous n'ajouterons pas de commentaires à ces remarques émanant de l'observation et de la pratique les plus consciencieuses. Les récents travaux de Charcot et de F. Dreyfous ont, d'ailleurs, prouvé que les hystériques (qui, dans le sexe féminin, s'appellent *légion*), sont des sujets éminemment alcoolisables. Rien d'étonnant alors à ce que l'alcool vienne aisément donner le branle-bas aux troubles névropathiques du beau sexe !

CHAPITRE IV

L'ALCOOL
ET
LE SYSTÈME NERVEUX

ACTION SUR L'INTELLIGENCE

« L'alcool est le type des poisons du système nerveux. »

(Cl. Bernard.)

« Si je revenais au pouvoir, instruit par l'expérience, ma première demande, au sujet de tout homme postulant un emploi, serait celle-ci : est-il sobre? »

Th. Jefferson,
ex-président of United-States.

CHAPITRE IV

L'ALCOOL ET LE SYSTÈME NERVEUX

L'action de l'alcool sur le système nerveux est assez importante pour mériter un chapitre spécial de ce mémoire. Le tissu nerveux, en effet, retient et emmagasine le poison, dont les effets irritatifs se portent spécialement sur le cerveau. Voyez, dans l'empoisonnement aigu par l'alcool (*ivresse*), la joie soudaine, le bavardage, l'entêtement, la titubation, le délire, les querelles, les violences, la fureur, le tremblement, etc.. qui se manifestent. Tous ces phénomènes dérivent de l'irritation cérébrale. Donnez de l'alcool à un chien, vous le paralyserez du train de derrière : phénomène nerveux médullaire.

Toutes les lésions cérébrales peuvent être causées par l'alcool. L'individu est d'ailleurs plus ou moins alcoolisable. La prédisposition individuelle et le tempérament nerveux jouent, nous l'avons vu, le rôle primordial. L'alcool donne aux imbéciles et aux fous les impulsions, suicides, homicides ou incendiaires. Le délire alcoolique excite et aggrave tous les états mentaux préexistants (déchéance paralytique, démence sénile, etc...) ainsi que Magnan l'a péremptoirement démontré.

Dans toutes les lésions du système nerveux (que nous étudierons tout à l'heure) l'état de démence ou d'abrutissement arrive toujours, lentement, mais sûrement. Le malade devient apathique, enfantin, gâteux, après avoir traversé des accidents variables...

Les troubles des organes des sens, et notamment de la vue, sont très précoces, comme phénomènes nerveux. C'est de l'*asthénopie*, d'abord, qui aboutit, bientôt, à l'atrophie papillaire définitive, c'est-à-dire à une incurable cécité (*amblyopie toxique*). L'oreille également devient dure et est le siège de tintements constants. L'odorat, irrité ou émoussé, éprouve les sensations imaginaires les plus désagréables. Le goût est perverti : la bouche mauvaise n'est plus impressionnée par le savoureux contact des aliments. Quant au toucher, il subit une douloureuse hypéresthésie ; ou, d'autres fois, il est le siège d'insensibilité complète.

L'explication de cette action de l'alcool n'est certes point difficile. L'alcool n'est-il pas un poison pour les tissus organiques ? Nous avons vu qu'il lèse les viscères, altère la nature du sang, endurcit et engraisse les organes, cause l'obtusion fonctionnelle, supprime la résistance aux fatigues et aux privations, aggrave les blessures, prépare la mortalité des épidémies, vieillit prématurément les individus, abrutit la race et consomme l'asservissement des nations... Pour altérer ainsi tous les organes et troubler toutes les fonctions, il faut bien que l'alcool possède (si l'on peut dire) une prédilection particulière pour ces tissus les plus fragiles, les moins résistants, ceux des centres nerveux. Aussi le voyons-nous, sans trêve, peupler les asiles et les bagnes! L'alcool est le puissant facteur du suicide, de la folie et de la criminalité. Les impulsions de l'ivresse (sur lesquelles un savant observateur, M. le docteur Taquet, médecin en chef des aliénés de Bordeaux, attirait récemment l'attention) sont fort variables, on le conçoit, selon les aptitudes individuelles, selon la qualité et surtout la quantité d'alcool ingéré. (Comparez, dans ce dernier sens, l'ivresse sémillante et aimable du champagne, avec le délire furieux et farouche que cause l'eau-de-vie de grain. Comparez le viveur alcoolique, très gai ou très sérieux, mais rarement désagréable, avec ce *Coupeau*, hurlant, s'escrimant des ongles et des dents, en proie à ses hallucinations terrifiantes, agité d'un tremblement rythmique, et cédant toujours à ses irrésistibles impulsions).

Le délire alcoolique produit, en moyenne, chaque année, pour la France, quatre-vingt-trois mille sept cents inculpés de toute catégorie, d'après Lunier; et la France (vous le savez, lecteurs) n'arrive que bien après l'Angleterre, la Belgique, les États-Unis, etc..., dans la lugubre statistique de l'alcoolisme. Et l'Allemagne donc? Schopenhauer n'a-t-il point fait cette curieuse remarque, que la langue allemande possède plus de cent expressions différentes pour signifier l'ivresse? Les délits par alcoolisme sont extrêmement fréquents en Allemagne. Il ne faudrait pas croire, cependant, que les impulsions soient toujours, chez l'alcoolique, méchamment criminelles et homicides. Souvent, il s'agit simplement d'une exaltation des sens, notamment du sens génésique. Une statistique allemande prétend même que soixante pour cent des viols et attentats aux mœurs sont dus à l'alcool. « L'ivresse, prêchait Luther, est le démon familier de l'Allemand. »

Dans son *Traité de médecine légale*, le regretté Legrand du Saulle, rapporte, à ce propos, une bien curieuse histoire : Peu de temps après son mariage, Pierre le Grand envoya à la czarine un message très pressé. Un messager du nom de Villebois, avait été chargé de mettre la dépêche en mains propres. Le froid était très vif ; Villebois aimait à boire ; et lorsqu'il arriva à destination, il était complètement ivre. La czarine était au lit, et ses femmes se retirèrent au moment où l'on introduisait le messager. A la vue d'une femme jeune et belle, il se jeta sur elle avec une indicible brutalité. L'honneur de l'époux absent ne put être sauvé, malgré les prompts secours qui survinrent ! Enfermé dans un cachot, Villebois s'y endormit, et, lorsque Pierre le Grand, mandé en toute hâte, voulut l'interroger, il dormait encore; il ne se souvint même de rien à son réveil[1].

Le mot le plus vrai, peut-être, qui ait été proféré sur la question est encore celui de Bucknill : « L'ivrogne boit parce qu'il est aliéné, et est aliéné parce qu'il boit. » Il est facile de comprendre, en tout cas, que la responsabilité légale est, chez celui qui boit, toujours plus ou moins profondément diminuée ; et il n'y a rien que de très rationnel à imiter les Anglais et les Américains, qui, pour ces fous criminels, ont créé des maisons de repos et de refuge. (« *Inebriate houses, habitual drunkard's houses.* ») Que peut, en effet, une loi *contre l'ivresse ?* — Rien. Peut-être même encourage-t-elle l'alcoolisme, dans le sens scientifique du mot. En effet, elle supprime l'explosion aiguë et violente, mais essentielle-

[1] Le czar, qui avait ses raisons pour excuser l'ivresse, fit, d'ailleurs, grâce à Villebois. (Aujourd'hui, au contraire, l'ivresse constitue, en Russie, une cause d'aggravation des pénalités.)

ment intermittente et passagère, de l'ivrognerie. Mais elle favorise, en revanche, cet emmagasinement constant et sûr, quoique lent, du poison alcool, c'est-à-dire l'intoxication progressive avec toutes ses phases. Autrement dit, l'ivresse est une sorte d'antidote, ou tout au moins d'antagoniste de l'alcoolisme, absolument comme l'attaque de goutte est le remède de la diathèse goutteuse. Tout en désirant voir l'ivresse disparaître, la science ne saurait envisager autrement la question.

L'étude de l'action de l'alcool sur le cerveau (dont nous ne voulons pas nous éloigner par des digressions) est une étude indispensable à faire, pour celui qui veut résoudre la question, capitale en médecine judiciaire, de la responsabilité des alcooliques. Nous savons tous que l'ivresse porte sur le cerveau une partie de ses effets ; les anciens, par une prescience dont ils sont coutumiers, nommaient l'ivresse, « une aliénation mentale passagère », *furor brevis*. La loi de Solon allait jusqu'à autoriser le meurtre d'un magistrat rencontré ivre !

La tolérance cérébrale des ivrognes est fort variable. Nous voyons, journellement, des marchands de vin et des brasseurs engloutir des quantités de boissons enivrantes, sans que leur raison songe à sombrer. Ils bénéficient d'une sorte de grâce d'état, concédée par le dieu des ivrognes. Rarement en proie aux formes grave et suraiguë, ou mortelle, de l'ivresse, ils ne subissent que de vagues phénomènes d'excitation ou de dépression, fort peu sensibles ; mais ils finissent, naturellement, tôt ou tard, par l'alcoolisme confirmé.

L'ivresse du bon vin se dissipe rapidement, parce que, à vrai dire, l'alcool n'y joue qu'un faible rôle. Ce qui entête dans les bons crûs, c'est le bouquet du vin, qui consiste en éthers *volatils*, et par conséquent vite éliminés. Dans l'ivresse fugitive du champagne, une partie de la gaieté produite est due au gaz acide carbonique (c'est lui qui cause les maux de tête et les étourdissements chez les baigneurs de Vals et de Spa, et chez les grands buveurs d'eau de Seltz artificielle). L'ivresse du vin blanc, toutefois, est plus complète et plus grave que celle des vins rouges, parce que l'alcool est libre, dans ces vins ; il n'est point combiné ou retenu, comme dans les vins rouges, par le tannin et les matières colorantes. Aussi, son action en est-elle plus vive ; et les effets de l'alcool, presque immédiatement absorbé dans le courant circulatoire, se portent brutalement sur le cerveau et sur la moëlle. (Voir le chapitre : *Boissons fermentées usuelles.*)

L'alcool joue, dans la criminalité, un rôle primordial. D'après les recherches de M. Yvernès, le premier principe violé par l'homme ivre, c'est le respect des fonctionnaires (trente-cinq pour cent des prévenus). Puis, viennent : l'outrage aux agents, la destruction des arbres, plants, clôtures ; l'attentat à la pudeur, les coups et blessures, les cris séditieux, les menaces sous conditions, l'homicide par imprudence, l'incendie... Un dixième du total des meurtres provient de querelles de cabarets. Sur cent divorces prononcés au Danemark, vingt-quatre le sont pour ivrognerie (Magnus Hüss).

Nous pourrions, statistiques en main, en écrire long sur ce sujet, en citant à l'appui de nos assertions, les crimes des ivrognes célèbres, depuis Alexandre le Grand, tuant son ami Clitus, en passant par les infamies impériales de Tibère, surnommé par calembour « *Bibérius* ». Nous préférons étudier, sans retard, le *mode d'action de l'alcool sur le cerveau*, en réservant pour le chapitre suivant l'étude médico-légale de la *responsabilité des alcooliques*.

« Dans le coin de tout cerveau dort la folie, répétait volontiers Moreau (de Tours) ; le tout est de ne pas la réveiller. » Comment l'alcool réveille-t-il la folie et devient-il le poison intellectuel par excellence ? L'alcool asphyxie les globules du sang, dont il chasse l'oxygène, pour le remplacer par l'acide carbonique. De là, congestion et stagnation circulatoire dans les vaisseaux des méninges et du cerveau, altérations graves des parois de ces vaisseaux, parfois même apoplexie méningée ou cérébrale. C'est à ces états congestifs, suivis d'épaississements et d'opacité des tissus nerveux, que sont dus les symptômes cérébro-spinaux des buveurs, et l'état mental des alcooliques.

Le buveur perd la mémoire, cherche ses mots ; il est plein d'indécision, il rit inconsciemment. Irascible, inquiet, jaloux, il présente d'abord des troubles profonds de la sensibilité morale, une sorte d'émotivité maladive, une perversion grave des sentiments affectifs, sur laquelle le docteur Lentz a insisté avec raison, dans un mémoire couronné par l'Académie de médecine de Bruxelles. Les troubles cérébraux commencent donc plutôt par une démence intellectuelle proprement dite. Le malade est taciturne, agacé, sujet à des accès de sensiblerie enfantine. Peu à peu, sa volonté s'efface et les troubles intellectuels apparaissent alors.

Le docteur Kuyper, professeur de chimie à Zwolle (1874), a souvent constaté la présence de l'alcool dans le cerveau des sujets morts pendant l'ivresse. On conçoit que ce n'est que lentement que le cerveau se durcit et s'atrophie sous l'influence du poison, comme le font l'estomac, le foie et les reins des alcooliques. Ainsi se trouve expliquée parfaitement la gradation lente des actes morbides (étant donnée surtout la complexité fonctionnelle du système nerveux central) [1].

Les paralysies alcooliques, fréquentes à Londres, surtout chez la femme (Wilks Loc-

[1] Dans les asiles de la Seine, vingt-cinq pour cent des pensionnaires sont des alcooliques. Le chiffre est de seize pour cent pour la totalité de notre pays, de quarante pour cent pour la Seine-Inférieure.

kart) et excellemment décrites par Œttinger dans une thèse de Paris (1885) arrivent ordinairement dans l'intoxication prolongée [1]. Le *Kakke* des Japonais n'est pas autre chose. Il consiste dans des douleurs ataxiques très vives, avec œdème des mains et des pieds : accidents rappelant étrangement ceux que produisent ces redoutables poisons, le plomb, l'arsenic, le sulfure de carbone.

Les malades se plaignent, d'abord, d'une gêne dans les mouvements volontaires ; l'un ne peut plus écrire, l'autre ne peut plus boutonner son habit, ou saisir dans son gilet ses pièces de monnaie. Il perdra sa pantoufle en marchant sans qu'il s'en aperçoive. « Très émotifs, dit Œttinger, leur visage s'agite, se congestionne, se couvre de sueur à la moindre question. Les yeux deviennent brillants, injec-

[1] Le professeur Starr (de New-York) a remarquablement complété ce chapitre encore obscur de l'intoxication par l'alcool, dans un mémoire publié in *Boston méd. j.* 1887, february.

tés; parfois, au contraire, l'expression du visage est triste, les lèvres sont pendantes, et la physionomie est un reflet bien juste de l'état de l'intelligence.

« Souvent aussi il existe des troubles accusés de la mémoire. Outre les rêves, les cauchemars, les hallucinations, il faut aussi noter les symptômes divers observés du côté du tube digestif : les troubles dyspeptiques, les pituites, les vomissements, n'ont rien de spécial dans nos divers cas. Il en est de même des troubles génésiques ; presque toujours on observe, chez ces malades, une inappétence sexuelle très marquée ; d'autre part chez les femmes, la menstruation est presque toujours considérablement troublée ; d'abord irrégulière, elle finit par cesser complètement, pour reparaître de nouveau avec l'amélioration de l'état général (Œttinger). »

Les troubles cérébraux dérivent souvent des hallucinations ébrieuses et des perversions sensorielles. Parfois, c'est de la congestion simple, avec ce délire de satisfaction de l'ivrogne, *qui voit tout en beau*. Mais, le plus souvent, ce sont des symptômes pénibles, au contraire.

L'alcoolique éprouve des tremblements et des fourmillements, des crampes, la trémulation de l'aile du nez et de la lèvre supérieure; il a des troubles visuels, confond les couleurs, notamment le violet et le jaune, avec le rouge, la monnaie d'or avec celle d'argent, etc. Il est en proie à une insomnie rebelle, à des rêvasseries sans fin. Les hallucinations le hantent surtout au tomber du jour. A ce propos, nous nous demandons si nos poètes, qui chantent si volontiers la mélancolie du crépuscule, ne sont pas souvent de purs alcooliques : Répondez, *genus irritabile*.

Le dieu alcool exalte les idées lugubres et pousse à la manie, à la démence stupide et mélancolique. Voici, d'après notre savant maître le docteur Magnan, un échantillon des troubles hallucinatoires qui attaquent les buveurs, de ces troubles que les créoles dans leur langue imagée, appellent les « macaques rouges ». « Les malheureux alcooliques entendent des injures, des menaces, des provocations, la fusillade ; ils voient des chiens, des chats, des rats, des animaux de toute sorte, des flammes qui les environnent, des gens armés qui se jettent sur eux ; ils perçoivent des odeurs de soufre, des puanteurs qui les suffoquent, les aliments et les boissons ont les saveurs les plus désagréables : ils sentent la lame du couteau traverser les chairs, des serpents ramper et glisser sur la peau, ou pénétrer profondément. La vue, l'ouïe, l'odorat, le goût, le toucher, tous les sens sont désagréablement affectés, etc. »

Maintenant, étonnez-vous de la progression des suicides et des cas de folie ! La férocité et la morosité des buveurs ne s'expliquent-elles pas par ces visions fantastiques ? Comprendrait-on autrement ces actes impulsifs de brutalité sauvage, sans mobile, suivis d'exécutions subites et immédiates : ces accès automatiques de fureur homicide, que relatent journellement les *faits divers* et les comptes rendus des tribunaux? « Fébrile et convulsif, l'alcoolique ne pardonne pas, » dit Natalis Guillot. C'est que, le plus souvent, il est fou ou sur le chemin de la folie. Un tiers des aliénés le sont par l'alcool. En Belgique, vingt pour cent de la population des asiles sont composés de marchands de vins et gérants d'hôtels ! En France, dans les départements où se consomment les eaux-de-vie de grains ou de betteraves, quarante pour cent des aliénés sont des alcooliques; et toujours les départements où l'alcoolisme est le plus répandu, sont les plus fertiles en fous. On voit donc que l'alcoolisme est le père de la folie, comme il est celui du crime.

Nous pouvons nous faire une idée de l'alcool sur la *criminalité*, en méditant ces paroles de M. O'Haugnessy, président des tribunaux irlandais : « Trente ans, j'ai été président du jury des divers comtés ; j'ai présidé plus de causes criminelles que la plupart de mes contemporains. Eh bien ! j'assure, de la manière la plus formelle, que j'ai eu devant moi à peine un seul cas de crime contre les personnes qui ne fût pas la suite de l'ivresse ! »

« Autant l'Irlandais est bon, sans le whisky, autant il est méchant lorsqu'il a bu, » écrit également William Stuart (de Dublin).

De son côté, sir Henri Thompson, l'éminent chirurgien de Londres, écrit que sa longue expérience, dans la pratique hospitalière et dans la clientèle civile la plus étendue, lui permettent d'affirmer « que l'us et l'abus des boissons alcooliques sont les causes prépondérantes des affections mentales qui affligent toutes les classes de la population du Royaume-Uni. »

Toute liqueur fermentée prise au delà d'une sage modération, ajoute Thompson, « exerce une influence morbide et toujours nocive sur l'organisme, en diminuant, tout d'abord, sa résistance physique contre la maladie et en déprimant, ensuite, le fonctionnement normal et régulier des centres encéphalo-rachidiens. »

Au point de vue psychique, l'influence de l'alcool est reconnue par tous comme désastreuse. Voici encore des chiffres d'une grave éloquence :

Au 31 décembre 1852	la Belgique comptait	3 841 aliénés.
Au 31 décembre 1876	»	7 410 »

En 1830 la consommation des spiritueux s'y élevait à dix-huit millions de litres pour quatre millions d'habitants, soit quatre litres et demi en moyenne par tête : en 1877, elle a atteint cinq cent neuf millions de litres pour cinq millions d'habitants, soit cent litres par tête : La même progression a été constatée dans les autres pays (Peeters, de Gheel).

Les formes de l'alcoolisme psychique sont très variables, aussi variables presque que celle de la folie en général. Ce sont des accès de manie aiguë, avec hallucinations et perversions de la sensibilité ; la lypémanie, avec sa crainte de tout ; les terreurs réfléchies et logiques, la stupidité avec perte de toute volonté et de toute réaction ; la démence crapuleuse avec gâtisme, la folie alcoolique expansive, avec des idées religieuses ou de grandeur ; des troubles sensoriels divers, avec remarquable exaltation de la sensibilité[1]. Cette folie peut devenir chronique et s'accompagner du délire des persécutions et du délire de jalousie, fréquemment méconnu par les tribunaux...

On constate aussi la folie incendiaire, la manie du vol, la folie du suicide, la folie épileptique. « A l'infirmerie spéciale des aliénés près le dépôt de la Préfecture de police, dit Legrand du Saulle, il est entré en 1873, deux

[1] M. Ball cite le cas singulier d'un infirmier observé par lui, lequel, lorsqu'il était ivre, ressentait constamment de violents coups de poing appliqués dans le dos, et dont il cherchait à se garantir, sans y arriver d'ailleurs, en s'adossant le long des murs.

mille cinq cent sept malades ; sur ce chiffre on comptait neuf cents alcoolisés, huit cent dix-huit hommes et quatre-vingt-deux femmes. De ces neuf cents alcoolisés, deux cents quarante-trois étaient prévenus de délits divers, ou de crimes, et soixante-dix-neuf avaient commis des tentatives de suicides ! »

Quel est maintenant le degré de responsabilité des fous par alcool ? Grave question médico-sociale que nous espérons résoudre dans le chapitre suivant.

CHAPITRE V

LA RESPONSABILITÉ DES ALCOOLIQUES

« La liberté éclairée par la raison, voilà le vrai fondement de la responsabilité humaine. »

(VICTOR COUSIN.)

« Le vin et le moût otent l'entendement. »

Biblia Sacra — Osée, liv. IV, Verset 2.

CHAPITRE V

LA RESPONSABILITÉ DES ALCOOLIQUES

S'il est, en philosophie, une question délicate et anciennement controversée, c'est, à coup sûr, celle du libre arbitre. On conçoit donc combien, en médecine judiciaire, peut être difficile l'interprétation de cet article 64 du Code pénal, qui admet à la criminalité des excuses, des atténuations, et reconnaît, dans certains cas, l'irresponsabilité absolue de l'être humain.

Avec l'amoindrissement intellectuel, apparaît l'amoindrissement de la responsabilité. De partielle, celle-ci devient nulle, lorsque la volonté et la conscience font complètement naufrage, lorsque le délire ou les hallucinations ont remplacé le libre exercice des facultés mentales ; lorsque, surtout, apparaît en scène l'hérédité, cette grande pourvoyeuse des asiles de fous! Le médecin légiste doit donc s'entourer, avec soin, de tous les éléments (commémoratifs, antécédents personnels ou de famille) qui sont susceptibles de le guider dans l'appréciation exacte de l'état mental du sujet incriminé. Ce qui nuit parfois au prestige de la médecine légale, c'est qu'elle admet, trop facilement, l'inconscience par folie subite, par aliénation transitoire. Gardons-nous de transformer ainsi en folie une passion poussée à l'excès, une simple perversion psychique, qui puise sa source uniquement dans l'aveuglement progressif des instincts. Il n'est point de doctrine plus fausse et plus nuisible à la défense sociale que cette tendance bienveillante, si sévèrement reprochée à Leuret par Tardieu, et surtout par le président Troplong, d'anti-médicale mémoire!

L'action de l'alcool sur la liberté morale est des plus variables et des plus curieuses. Les entraînements impulsifs, les rémittences délirantes, qui tiennent plus de la convulsion que de la folie, rendent extrêmement complexe la solution définitive de la question. Ici encore, il importe de distinguer, tout d'abord, l'alcoolisme aigu et l'alcoolisme chronique. L'homme ivre est-il responsable? Oui, généralement, dans la première période de l'ivresse, où la conscience subsiste entière. Non, dans la deuxième période. Mais l'homme ivre, s'il est aliéné, est un aliéné responsable: l'ivresse, manie atténuée, est, au premier chef, une *folie artificielle*, selon le mot de Damiron.

L'ivresse est, en effet, une folie; mais, l'irresponsabilité n'y est pas pour cela absolue... Inconscience et amnésie dominent, il est vrai, les actes délictueux de l'ivrogne. Mais, chacun ne se fait-il pas, pour ainsi dire, sa propre ivrognerie ? S'il est exact que l'ivresse mette à nu les caractères (*In vino veritas*) pour tuer étant ivre ne faut-il pas être violent à l'état normal? — « Qui commet, dans le vin, une mauvaise action, disait J.-J. Rousseau, couve, à jeun, de mauvais projets. » Il est incontestable que les individus qui se livrent à l'alcoolisme et en recherchent les joies et les agréments, arrivent, par une pente régulière, à se trouver dans les conditions où l'accomplissement d'un crime devient facile, puisque cinquante à soixante pour cent des crimes sont commis par des alcooliques !

Le regretté Legrand du Saulle ne partageait pas entièrement cette opinion. Il est certain, pensait-il, que l'ivresse, qui se borne à mettre à nu les caractères et à en exagérer les tendances, est une cause accidentelle et volontaire, par conséquent, immorale et répréhensible du crime. Et cependant, l'alcool affaiblit la liberté, puisque, dans la plupart des législations, les contrats signés sous l'influence de l'ivresse sont nuls et non avenus. Mais l'intelligence n'a pas fait complètement naufrage, et il reste à l'homme ivre une responsabilité criminelle, atténuée.

Dans les sociétés antiques, l'ivresse constituait une circonstance aggravante du crime. Chez nous, elle ne constitue ni une atténuation, ni une aggravation de la peine du délit ; bien plus, la loi française ne vise que l'état de démence au moment de l'action commise (*Art. 64 du Code pénal*). — Or, l'état de démence n'existe pas dans l'ivresse qui est un acte volontaire ; dans ces cas, c'est aux seuls juges qu'appartient le droit d'affaiblir les conséquences légales du crime, par l'admission de circonstances atténuantes.

A moins d'être produite accidentellement ou à l'insu du sujet (chose assez rare) l'ivresse est un état imputable entièrement à la volonté.

Il faut cependant savoir si le sujet s'est enivré en vue de commettre le crime, ou s'il l'a fait sans mauvais dessein, quoique volontairement : question grave, on le comprend, et capitale pour le juriste. Le plus souvent, l'homme, *voluntarius daemon*, selon l'expression de Tourdes, a déchaîné lui-même les passions qu'il ne peut plus contenir: il a, sur les yeux le voile rouge de l'alcool...

Les ivrognes les plus dangereux sont ceux de profession, ou, au contraire, ceux qui n'ont pas l'habitude de boire (enfants, jeunes gens). Le délire furieux est (chacun le sait) plus complet avec les boissons distillées qu'avec les boissons fermentées. L'ivresse paralysant la volonté annule nécessairement les contrats. Elle produit, enfin (nous l'avons dit), des hallucinations érotiques : aussi, ne faut-il pas trop croire les femmes dipsomanes, lorsqu'elles se prétendent victimes d'attentats à la pudeur!

La responsabilité humaine a, au contraire (on peut l'affirmer), fait entièrement naufrage, s'il s'agit d'un alcoolique proprement dit, surtout arrivé à cette période où, selon l'expression de Buknill, l'homme boit parce qu'il est aliéné, et est aliéné parce qu'il boit. L'homme alors, sous l'impulsion hallucinative de l'alcool, perd toute conscience et toute mémoire : le suicide, les meurtres, les incendies, les vols, les attentats à la pudeur, sont par lui consommés, aussi facilement que l'alcool qu'il ingère. L'alcoolique est le jouet continuel d'illusions mélancoliques, la proie du délire terrifiant, qui impriment à son esprit des idées de persécution et des projets homicides. Il est sombre et irascible ; il n'échappe à l'insomnie que pour tomber dans les plus horribles cauchemars. Souvent, des voix imaginaires viennent commander, à son oreille hallucinée, le meurtre d'un de ses semblables. Alors, l'alcoolique est bien un fou, parfaitement irresponsable de ses actes !

L'alcool est certainement l'un des plus grands ennemis de la raison humaine. L'un des orateurs du dernier meeting d'Anvers nous disait que les marchands de vin et gérants d'hôtels entraient dans la proportion de vingt pour cent en Belgique dans la statistique des séquestrations d'aliénés, statistique probante. C'est surtout dans la forme chronique de l'alcoolisme que le degré est variable, comme l'est d'ailleurs celui de la dégradation morale. Mais il est absolument dangereux de considérer comme maniaque, ainsi que le fait, par exemple, le Code prussien, tout individu en état d'ivresse. Cependant, dans la forme suraiguë de la manie ébrieuse (nous voulons parler du *delirium tremens* caractérisé) la responsabilité est abolie. C'est alors que, sous l'influence des illusions sensorielles et des hallucinations terrifiantes, l'homme devient méchant, agressif, assassin. C'est alors que se produisent, soudainement, ces actes d'impulsive bestialité, sauvages, inexplicables, sans motifs. Par une sorte de réflexe mental automatique, le délirant exécute immédiatement son crime, sans en avoir conscience. Le crime commis, il n'en a plus aucun souvenir. C'est le cas de s'écrier, avec Raoux : « L'alcool éteint l'homme et allume la bête. »

Nous avons déjà dit en quoi consistent les hallucinations alcooliques. Elles sont très variables, mais généralement fantastiques et affreuses. La morosité et la férocité des buveurs n'ont pas d'autre cause et s'expliquent d'ailleurs suffisamment, par les dites hallucinations. Un cocher observé par Marcé, arrêtait brusquement ses chevaux, pour éviter des obstacles imaginaires qu'il distinguait nettement. Il voyait dix fois les objets, et parfois en lisant un journal, il était atteint de cécité complète, etc. Il ne faut pas croire que le délire alcoolique suraigu provienne toujours d'une forte dose du poison habituel. Non; il éclate le plus souvent, au contraire, chez l'alcoolisé, à la suite de sa brusque suppression, ou bien encore à l'occasion d'une maladie aiguë, de chute, de contusions, de blessures ou de troubles digestifs intenses, qui retentissent sur le cerveau. A côté de cette forme aiguë, il existe un délire chronique dont la forme est diverse. Fébrile et convulsive, elle ne pardonne pas, dit Natalis Guillot. Mélancolique et stupide, elle cause, à la vérité, peu d'homicides; et lorsqu'elle met en jeu la question de la responsabilité, c'est plutôt pour un suicide ou pour des actes délictueux étranges. La forme maniaque, très dangereuse, au contraire, consiste le plus souvent en folie des persécutions. Quant à la paralysie générale, d'origine alcoolique, elle diffère peu de la forme ordinaire de cette maladie. Toutefois, l'obtusion intellectuelle y est peut-être plus complète ; le délire ambitieux, les paralysies, les anesthésies, et surtout les tremblements, y sont plus marqués. Des maux de tête violents, la tristesse et les hallucinations maniaques se manifestent, de temps à autre, et représentent des accès de *delirium tremens*, plus ou moins modifiés. Mais il est des cas plus épineux, où l'alcoolique n'est pas un fou, et où la responsabilité morale est cependant entamée. Dans ces cas, les perceptions illusoires sont moins fortes, les conceptions délirantes moins irrésistibles ; la liberté et la mémoire subsistent partiellement et ne sont qu'affaiblies. Ce sont ces états mixtes, dans lesquels on ne peut admettre une absolue responsabilité, qui sont délicats à apprécier. C'est pour eux que les Anglais ont, pour tourner la difficulté, créé leurs asiles spéciaux de « fous criminels ».

Dans ces cas, l'intervention de plusieurs experts-médecins est indispensable, pour apprécier le degré d'intoxication alcoolique, et l'état cérébral du criminel au moment où le crime a été consommé.

Par exemple, c'est généralement à la chute du jour que l'alcoolique se laisse aller à ses impulsions délirantes ; les gens qui prennent chaque jour une légère dose d'alcool sont plus exposés à la folie alcoolique que ceux qui s'enivrent de temps à autre, etc.

Legrand du Saulle a affirmé, il y a quelques années, que Prunier, l'assassin de Beauvais, n'était qu'un alcoolique à responsabilité très limitée, et que l'on allait condamner à mort un inconscient.

L'autopsie de Prunier exécuté a montré la vérité de cette allégation. Il ne faut plus, pour l'honneur du monde civilisé, que de pareils faits se renouvellent : il faut s'efforcer de les empêcher : « Si la guillotine, a dit à ce propos le docteur Cornil, doit être comprise dans le traitement de l'aliénation mentale, qu'on le dise ! »

On ne peut non plus considérer comme responsables les deux aliénés dont le docteur Motet rapportait à l'Académie de médecine les observations si typiques :

1° Une femme blessée à la figure, est arrêtée sur la voie publique, et transportée d'urgence à l'Hôtel-Dieu. On va à son domicile pour avoir des renseignements, et l'on trouve un homme, son amant, mort assassiné : une large plaie couvre tout le côté droit de la figure, le crâne est enfoncé, la joue et l'oreille sont meurtries, laissant à nu le maxillaire inférieur, brisé en plusieurs endroits. « A l'hôpital, on l'interroge ; elle raconte une fable invraisemblable ; mais l'enquête établit que c'est elle qui a tué son amant, et qui s'est blessée à la figure. Elle a perdu le souvenir du meurtre qu'elle a commis ; elle a des hallucinations terribles et tous les symptômes de l'alcoolisme aigu.

« Cette femme est, en effet, une alcoolique. Depuis longtemps elle buvait huit à dix verres d'absinthe par jour : et sous l'influence de cette intoxication, elle était devenue méchante, jalouse, violente. Elle avait des convulsions, précédées d'accès de délire furieux, ses facultés intellectuelles et morales étaient affaiblies et perverties. »

Elle fut déclarée irresponsable dans le rapport médico-légal fait sur elle ; la Chambre des mises en accusation rendit une ordonnance de non-lieu, et elle fut séquestrée dans un asile, comme aliénée homicide...

2° Un homme de vingt-six ans, ouvrier laborieux, travaillant dans l'air comprimé, c'est-à-dire dans des conditions défavorables à la régularité des fonctions de la circulation et de l'innervation, se livre, dans le courant de l'année dernière, à de nombreux excès alcooliques.

Une nuit, étant dans un complet état d'ivresse, il aperçoit devant lui un groupe de plusieurs personnes; et, sans motif, sans aucune raison, se jette sur elles le couteau à la main, avec une violence inouïe; quatre personnes sont ainsi blessées par ce furieux.

On le conduit au poste; il s'endort profondément, et le lendemain ne se souvient en aucune façon de la scène d'agression irrésistible commise par lui.

Reconnu responsable en partie de ses actes,

il fut déclaré coupable, et condamné à dix ans de travaux forcés.

Sæpè justitia cæca. M. Motet conclut de ces faits, « qu'il y a lieu, en raison de la responsabilité morale qui incombe aux médecins experts, d'apporter la plus grand prudence dans la rédaction des rapports médico-légaux qu'ils ont à rediger. »

Nous pourrions multiplier ces exemples à l'infini. Contentons-nous, pour terminer, de citer un simple *fait divers*, coupé dans le journal « *Lyon Républicain* ». — Si l'on admet que l'alcoolique puisse s'infliger inconsciemment d'horribles mutilations, on ne saurait admettre que le même aliéné, devenu homicide, puisse être considéré comme responsable.

OBSERVATION

« On admettait, avant hier, à l'Hôtel-Dieu de Lyon, un homme dont le poignet gauche avait été désarticulé avec autant d'habileté que l'aurait fait le plus habile chirurgien. Interrogé sur la cause de cette horrible blessure, le patient qui semblait atteint de délire alcoolique, raconta ce qui suit : Dans la soirée d'avant hier, pris tout à coup d'un accès fébrile, je vis un spectre, un diable, qui, me saisissant la main m'ordonna de le suivre, ou de lui abandonner ma main : « Sinon, dit-il, je t'emmène tout entier ! »

« Effrayé, je m'empresse de tirer de ma poche un couteau et de couper dans les parties molles de mon poignet, les nerfs les muscles et tendons qui tenaient ma main liée à mon bras. J'allais achever ce travail, lorsque le diable disparut, et je tombai affaissé. »

« On comprend la suite ; des voisins ou des passants, prenant pitié de l'ivrogne, s'empressèrent de le relever et de le conduire immédiatement à l'hôtel-Dieu. »

Ce fait, quoique étrange, ne paraîtra point invraisemblable à nos lecteurs, quand ils sauront que, dans le cas ci-dessus, l'homme en proie à un délire alcoolique est hanté de telles hallucinations, qu'il perd même la sensation de douleur.

« Rien donc qui nous étonne dans ce récit, dans cette vision, surtout dans la suite des faits. »

Écoutez enfin cette description très exacte (quoique poétique) de l'alcoolique, par J.-L. Faure :

Le toqué qui là-bas marche en gesticulant
Est un alcoolique. Il a tout doucement
Imbibé ses tissus de la liqueur funeste,
Et maintenant, hélas! voilà ce qu'il en reste.
C'est un bocal vivant! Il est sursaturé.
Dans son cerveau scléreux, dans son foie induré,
Il pourrait pratiquer des coupes fantaisistes,
Et les vendre au détail à des histologistes.
Il aima trop l'absinthe! Et maintenant, la nuit,
Il voit le long des murs, noirs et rampant sans bruit,
Des insectes hideux, des rats, des scolopendres,
Et d'immondes serpents aux sinueux méandres.
Dans les jambes, il sent des chocs, des soubresauts;
Il a des cauchemars, il s'éveille en sursauts,
Il tombe dans des trous et dans des précipices;
Et ces rêves affreux sont tous autant d'indices
Qui viennent révéler, comme un fer rouge au front,

Cet empoisonnement formidable et profond.
Si cependant, malgré ces stigmates sans nombre,
Dans ce tableau si clair il restait un peu d'ombre,
Ce doute bien léger disparaîtrait soudain,
Pour ne plus revenir, en regardant sa main
Qui, les doigts écartés; bien que puissante et forte,
Tremble au bout de son bras comme une feuille morte.

CHAPITRE VI

ACTION
DES DIVERSES BOISSONS
SUR L'ORGANISME

LES BOISSONS DISTILLÉES (LES EAUX-DE-VIE)

« Eau-de-vie..., eau de mort! Si elle fait vivre ceux qui la vendent, elle tue ceux qui la boivent. »

(GUI PATIN.)

CHAPITRE VI

LES EAUX-DE-VIE ET LEUR ACTION SUR L'ORGANISME

Sur les récriminations réitérées du tribunal de commerce, le ministre Hervé-Mangon prenait, il y a deux ans, au sujet des eaux-de-vie, la mesure suivante : « Les étrangers qui se font adresser des correspondances à Cognac sont avisés qu'elles ne leur seront plus transmises à leur domicile réel, mais qu'elles seront, purement et simplement, mises au rebut. »

Les Charentes pourront donc cesser d'être en proie à ce second phylloxera, le phylloxera de la fraude, qui les envahissait par surcroît : cent cinquante-trois maisons étrangères seulement, sans avoir ni comptoir, ni employé à Cognac, s'y faisaient adresser leurs lettres, que la poste leur transmettait ensuite à Hambourg, Cologne, Berlin!!! L'unique but de ces manœuvres était de faire croire, contrairement à la vérité, à des établissements commerciaux qui n'existaient pas ; on débitait ainsi plus aisément les eaux-de-vie de la blonde Germanie! Un bon point au ministre qui a fait cesser ces déplorables abus...

S'il est vrai que c'est en Chine que fut distillée la première eau-de-vie, et que son inventeur fut livré aux flammes et puni (nouveau Prométhée), par un Dieu tout-puissant, la France a, de longue date, conquis le monopole des alcools *bon goût*. Cognac possède une renommée universelle, et, on peut le dire, définitivement acquise, puisque la ruine presque complète des deux vignobles des Charentes n'a pu réussir encore à la ternir!

Au siècle dernier, c'étaient les vins blancs d'Anjou qui fournissaient la meilleure eau-de-vie. De nos jours, ce sont les Charentes. Elles donnent : la *grande-champagne*, si douce et si fine au palais, les *fins-bois*, qui possèdent plus de corps, puis les *cognacs* d'Aigrefeuille et de la Rochelle, etc... Immédiatement après, viennent les eaux-de-vie d'*Armagnac*, surtout les *bas-armagnacs*, qui ne manquent pas de sève. Enfin, les eaux-de-vie de Marmande et de Montpellier, Béziers, etc.

Aujourd'hui que l'alcool produit par la distillation des vins (vulgairement en brûlant le vin) est devenu plus rare, et que, selon le mot de Proudhon, « le Dieu du coin envahit tout, » rien, peut-être, n'est plus falsifié, plus frelaté que le cognac! La drogue qui porte indûment ce nom, est le plus souvent un alcool de grains dont le mauvais goût est masqué par des éthers acétiques, puis rehaussés par les acides sulfurique ou chlorhydrique; le brou de noix, la mélasse lui donnent leur couleur; le savon, son onctuosité; l'ammoniaque son bouquet! Aux portes des villes, on pratique couramment, nous disent Chevallier et Baudrimont, l'addition aux alcools d'essence de térébenthine, de benzine ou de pétroles légers. Le fisc ne portant que sur les esprits destinés à être consommés comme boissons, ces esprits sont dénaturés pour ne point payer les droits d'entrée : on les boit pourtant.

Enfin, on donne du goût et du mordant à ce roi contemporain, le cognac à 2 francs, en l'additionnant de substances narcotiques et âcres : poivre, gingembre, piment, pyrèthre, alun, ivraie, stramoine, laurier-cerise, etc... Voyez quel horrible mélange ces substances peuvent réaliser, avec les alcools de betteraves, de bois ou d'huile de pommes de terre (bons tout au plus à faire du vernis) que l'on substitue frauduleusement à l'alcool de vin ! Ajoutons, pour être complet, que ces eaux-de-vie... ces eaux de mort..... contiennent souvent des traces de plomb, d'étain, de cuivre et de zinc provenant d'une distillation défectueuse.

Tous les fruits sont capables de donner de l'eau-de-vie; les groseilles, les mûres, les figues, les dattes, les ananas, les melons, les baies de sureau, etc. etc. Le kirsch est produit par la distillation des merises noires, écrasées avec leurs noyaux. On le falsifie communément, avec un alcool de grains, aromatisé d'eau de laurier-cerise ou d'essence d'amandes amères. Le quetsch alsacien, le slibowitz hongrois sont (pour ainsi dire) des kirsch de prunes. Les eaux-de-vie de grains sont fournies par les céréales et les légumineuses : blé, millet, maïs, haricots, lentilles, etc. L'arack est l'eau-de-vie de riz; le scotch-wisky est l'eau-de-vie d'orge; le schiedam est produit par l'eau-de-vie de seigle, distillée sur les baies du genièvre. Le terrible alcoolisme du Nord est en partie produit par les alcools de grains. Fuyez les fruits à l'eau-de-vie, ordinairement préparés avec ces alcools dangereux!

Les tiges fournissent aussi des alcools dont

les types les plus communs sont les eaux-de-vie de palmes des sauvages et surtout le rhum tonique, stomachique et stimulant (lorsqu'il est produit loyalement, par la distillation des cannes à sucre, et qu'il possède une trentaine d'années de cave). Le rhum est l'objet de nombreuses falsifications, et la fabrication du rhum artificiel est comme l'enfance de l'art du fraudeur. Les éthers acétique, formique et butyrique, tous trois très dangereux, constituent la base de ces produits, dont voici l'une des formules :

Cuir neuf râpé.	2 kilogr.
Écorce de chêne.	500 grammes.
Clous de girofle	15 grammes.
Goudron.	15 grammes.
Eau-de-vie de betterave. . .	80 litres.
Eau de fontaine.	100 litres[1].

(*Chevallier*).

[1] En voici deux autres, publiées par M. Girard, directeur du Laboratoire municipal, qui les intitule :

Les eaux-de-vie de racines (carottes, panais, gentiane, pommes de terre, topinambours...) sont les plus toxiques de toutes ; chacun sait que l'alcool de pommes de terre (alcool amylique) est le fléau de l'Irlande et de la Suède. Les résidus des féculeries, des betteraves, mélasse, etc., fournissent des eaux-de-vie nuisibles également à cause des alcools et essences qu'elles contiennent. Le *calvados* (eau-de-vie des résidus du cidre) mérite assez la réputation mauvaise que Zola s'est plu à lui faire dans la

Bouquet de cognac		*Bouquet de rhum*	
Cachou pulvérisé	250 gr.	Éther acétique. .	2 gr.
Sassafras.	468	Teinture de vanille.	2
Fleur de genêt. .	500	Essence de violette.	2
Thé suisse (véronique).	192	Alcool à 90°. . .	90
Thé hishwin. . .	128	Extrait de raisins secs et de caroubes.	
Capillaire du Canada.	128	Un peu de vrai rhum	
Réglisse en bois.	500		
Iris.	16		
Alcool	6 lit.		
Éther butyrique.	15		

« *Joie de vivre* ». Quant à l'eau-de-vie de marc, souvent riche en sels de plomb, elle a un goût empyreumatique violent et désagréable. Ce goût est dû à l'huile essentielle de pépins de raisin, poison très dangereux, qui contient des alcools toxiques (œnanthylique, caprylique, caproïque, propylique, etc.). « L'eau-de-vie de marc, affirme avec raison Basset, porte à la férocité. » Et cette eau-de-vie si nuisible, est encore falsifiée avec l'alcool amylique! Husson rapporte, à ce sujet, dans son livre des *Épices*, cette édifiante histoire : « Il y a quelques années, des sous-officiers, après avoir vidé quelques petits verres de marc, furent pris de folie furieuse, brisèrent tout ce qu'ils trouvaient, insultèrent les personnes les plus inoffensives, etc. »

Husson, chargé d'analyser l'alcool incriminé, y découvrit... de l'eau-de-vie de pomme de terre. *Et nunc Erudimini!* Méfiez-vous des eaux-de-vie de marc dans lesquelles le raisin n'est pour rien! Mais méfiez-vous surtout des cognacs à la sauce allemande, de ceux que notre ancien ministre Hervé-Mangon a traqués, mais non, hélas! supprimés du commerce. Aromatisés avec des éthers de la série grasse, nitrite d'amyle, etc., ils sont très vénéneux et augmentent encore la toxicité de l'alcool de grains ou de pommes de terre prussien, frauduleusement vendu comme trois-six de vin [1].

Quand les alcools sont *bon goût*, leurs propriétés hygiéniques augmentent avec l'âge. Voici, enfin, d'après les belles expériences de Beaumetz et Audigé, l'ordre croissant de nocuité des alcools :

1° Eau-de-vie de vin;
2° — de cidre ou poiré;
3° — de marc de raisin ;
4° — de grains et céréales;
5° — de betteraves et mélasse ;
6° — de pommes de terre.

[1] L'huile essentielle de lie de vin se fabrique à Leipzig, en attaquant l'huile de ricin par l'acide nitrique. On éthérifie ce produit avec de l'alcool de betterave pour obtenir le cognac artificiel!

Et dire, que de 1840 à 1883, la fabrication des eaux-de-vie de vin est tombée de 715,000 à 14,678 hectolitres ! Étonnez-vous, après cela, de l'expansion de l'alcoolisme et de la folie!

L'alcool durcit et brûle la peau, et surtout les muqueuses, qui sont bien plus sensibles. C'est pour cela que le moment où son ingestion est le plus nuisible, c'est quand l'estomac est vide. Les aliments retardent et atténuent l'action de l'alcool. Il en est de même des liquides gras. Les Anglais qui veulent boire beaucoup à un dîner prennent, avant de le commencer, un potage très gras ou un demi-verre d'huile (Racle). Le « egg-nogg » des United-States repose sur le même principe : c'est un composé de rhum, de jaunes d'œufs, de sirop et d'eau chaude, et l'on peut absorber, sans effets sensibles, d'énormes quantités de cette mixture (Marshall), dont l'abus semble la cause, toutefois, de cette curieuse déformation des doigts, connue sous le nom de « crabclawed » (pince d'écrevisse) et fréquente à New-York... L'action de l'eau-de-vie et des liqueurs ne saurait être favorable qu'à petites doses, et lorsque l'estomac est rempli par les aliments. Si vous prenez deux petits verres de cognac après un repas, au lieu de faciliter la digestion, vous l'arrêtez net. (Expérience de Claude Bernard.) Cette action « inhibitoire » est due, d'après le docteur Tripier, à l'insensibilisation de l'estomac, et peut-être aussi (croyons-nous) à la coagulation de la pepsine. On conçoit donc que toute boisson alcoolique, prise en dehors du repas, agisse plus violemment que mélangée aux aliments.

Toutefois, le cognac pris dans du café chaud, est énergiquement absorbé par le torrent circulatoire. Mais c'est surtout le *coup du matin*, qui a peuplé les asiles; et le mélé-cassis est, peut-être, l'engin le plus actif de l'alcoolisme urbain...

Nous verrons, tout à l'heure, en traitant de

l'absinthe, que les alcools les plus dangereux, sont ceux qui sont mêlés d'essences. Les liqueurs de nos pères, le rosolis de Louis XIV, l'eau clairette, la frangipane, le parfait amour, l'eau-de-vie de Dantzig et surtout le curaçao, sont bien moins nuisibles que la chartreuse (surtout la verte) riche en essences aromatiques, comme le prouve sa formule bien connue :

Essence de mélisse, d'hysope, de muscade, de girofle. . .	2 grammes de chaque
Essence d'angélique.	10 gouttes
— de menthe et d'anis.	20 —
Safran Q. S. pour colorer.	

Le Vespetro, imaginé pour ranimer les forces épuisées de Louis XV, est l'ancêtre direct de la chartreuse actuelle[1].

[1] ACTION DES ALCOOLS SUR L'ORGANISME

NOTES SCIENTIFIQUES ET MÉDICALES

« *Medicorum nutrix est intemperantia.* »
(*Publii Syri sententiarum.*)

Il nous faut tout d'abord protester, avec le docteur Peeters, (de Gheel) et divers autres savants, contre cette dangereuse opinion qui admettrait l'innocuité de l'alcool éthylique pur. D'abord, industriellement, l'alcool éthylique pur n'existe plus pour le consommateur. Ensuite celui qui ne prendrait que de l'alcool éthylique parviendrait plus lentement, mais tout aussi sûrement, à l'alcoolisme. Les alcools deviennent, d'ailleurs, de plus en plus dangereux, à mesure que leur composition devient plus complexe et leur concentration plus grande. Plus, en effet, l'alcool est concentré, plus il est avide d'eau ; plus, par conséquent, il coagule l'albumine, arrête les sécrétions, désorganise les tissus [1]. Toutefois, comment expliquer la facilité avec laquelle le delirium tremens se développe chez des ouvriers cavistes très sobres, ou chez des sujets respirant des vapeurs spiritueuses d'une façon habituelle, ainsi que Gintzac, Racle, Mesnet, en ont cité des exemples [2] ? Ingéré dans l'estomac, l'alcool y joue son rôle plus ou moins irritant ; une petite portion s'y transforme en acide acétique, qui explique le *pyrosis* des ivrognes. La plus grande portion pénètre dans le sang par les chylifères, et surtout par les veines... Que devient l'alcool, dans le sang? C'est là que la discorde règne au camp d'Agramant de la physiologie. Le docteur Peeters (auquel la science doit une très bonne étude sur l'alcool) se range avec raison, entre les deux opinions

[1] En remarquant l'irritation et le racornissement causés par l'action locale sur la peau, on peut juger de ses effets sur les épithéliums, bien plus sensibles, des muqueuses digestives.

[2] Ces faits sont (nous nous empressons de le faire remarquer) niés par d'autres auteurs. Le Dr Moulinié, qui a étudié de très près l'intéressante corporation des dégustateurs en Gironde, affirme qu'ils sont indemnes de tout alcoolisme psycho-cérébral, lorsqu'ils n'avalent point les liquides dégustés. Nous-même, avons pu remarquer depuis dix ans, la rareté de l'alcoolisme chronique chez les dégustateurs de l'octroi de Paris : et cette remarque s'appuie sur près de huit mille consultations données aux employés de cette administration.

extrêmes de Liebig et de Lallemand : Tout l'alcool n'est pas décomposé ; tout l'alcool n'est pas éliminé en nature. Une partie, la dose physiologique, se décompose, pour être éliminée par les reins, les poumons et la peau, après s'être emparé, pour s'oxyder, d'une portion de l'oxygène du sang. L'alcool s'oxyde en présence des bases, et le sang est (ne l'oublions pas) un milieu alcalin. Cette action sur les hématies nous explique pourquoi l'alcool est un aliment d'épargne ; pourquoi (à dose normale) il ralentit les combustions ; pourquoi (en thérapeutique) il est antithermique, anti-pyrétique, agissant, comme on l'a dit, à la façon des cendres sur le feu...

En résumé, l'organisme, sous l'influence de l'alcool, produit moins d'acide carbonique, moins d'urée, moins de chaleur. Comme le disait Chauffard, « non seulement l'alcool n'est pas un aliment, il en est le contraire ; non seulement il ne contribue pas à la nutrition; il l'offense et la détruit. »

C'est par la stéatose surtout que les tissus se sénilisent, se cadavérisent ; l'excitation alcoolique portant son action surtout sur les organes qui supportent la plus grande somme de fatigue... L'alcool éthylique, moins chargé en carbone, a des vapeurs moins denses, qui s'éliminent plus aisément de l'économie que celles des alcools plus complexes comme composition. Son action est plus superficielle et plus courte que celles des alcools butylique, propylique, amylique, etc... Mais, au fond, elle est la même, et le docteur Peeters remarque avec raison que, si les effets sont moindres, cela tient à ce que le consommateur de ces alcools, d'un prix élevé, est ordinairement dans de bonnes conditions organiques. Toutefois, il est certain (ce n'est pas paradoxe de sceptique) que l'alcool éthylique pur n'est qu'une curiosité de laboratoire et un fantôme dans l'industrie.

D'après W. B. Richardson, c'est l'alcool méthylique, (l'alcool de bois) qui est le moins toxique, parce qu'il serait le plus facile à éliminer. Le savant anglais le compare, pour ses effets passagers, à l'éther et au chloroforme. L'alcool amylique est l'un des plus dangereux; il excite violemment les centres nerveux, cause un tremblement constant et s'élimine avec lenteur. Richardson, après avoir signalé les dangers de cet alcool, si répandu dans le commerce, a cru devoir indiquer une méthode pratique pour le reconnaître : « Du coton, imbibé d'alcool méthylénique ou éthylique, ne donne en brûlant, aucun dépôt de charbon sur une assiette blanche que l'on tient, au-dessus de la flamme. Avec l'alcool butylique, on obtient une tache légère, une ombre; avec l'amylique, un épais dépôt de carbone. C'est que cet alcool contient plus de C que O de l'air n'en peut brûler. » (Richardson : *On alcohol*, p. 25 et *Dialogues on Drink*, Glasgow, 1878.)

De nombreux voyageurs du pôle nord ont pris de l'eau-de-vie, dans la pensée de résister au froid. Mais ils atteignaient le but opposé et mouraient promptement. Rappelons-nous, du reste, que c'est en Suède, où l'on boit presque exclusivement cet alcool, amylique par excellence, extrait des phlegmes de pommes de terre, que le savant Magnus-Hüss a, pour la première fois, tracé l'effrayant tableau de l'alcoolisme. Rappelons-nous aussi que, si ce fléau est de date relativement récente, c'est surtout à cause de l'intrusion, dans le commerce, des alcools non viniques (Expériences du regretté Rabuteau sur lui-même; expériences sur les porcs de Beaumetz et Audigé, etc.) ; — que les eaux-de-vie du commerce causent les désordres nerveux, la tuberculose; qu'elles abaissent la taille moyenne, comme le démontrent absolument les statistiques du recrutement, surtout en Suisse. Enfin, même leurs effets immédiats sur l'organisme sont déplorables.

M. Isidore Pierre rapporte qu'à Rouen, les débitants d'eau-de-vie poussent à la porte leurs clients, dès qu'ils ont avalé ces détestables breuvages, pour éviter de se trouver en face des manifestations produites par l'aldéhyde!...

En présence de tous ces faits, il serait superflu de louer la perspicacité de notre Institut de France, qui approuvait, tout dernièrement, la proposition de loi adoptée par le Sénat, « ayant pour but l'institution d'un prix de 50,000 fr. à décerner par l'Académie des sciences, au profit de la personne qui découvrira un moyen pratique et usuel de déterminer, dans les spiritueux du commerce et les boissons alcooliques, la présence et la quantité des substances autres que l'alcool chimiquement pur ou alcool *éthylique.* »

Nous souhaitons à ce concours de nombreux concurrents et nous désirons vivement que la santé publique profite bientôt d'une découverte dont la portée serait inestimable au point de vue de l'hygiène privée comme de l'hygiène sociale. Hélas! elles sont bien peu avancées, les connaissances pratiques sur le chapitre de l'alcool. Voilà tout ce que les rapporteurs du comité consultatif d'hygiène, réunis sous la présidence de M. Brouardel, ont trouvé à dire au Sénat, — comme prescription médico-sociale anti-alcoolique :

« 1° Diminuer autant que possible la consommation de l'alcool;

« 2° Assurer par tous les moyens la pureté des liquides alcooliques livrés à la consommation ;

« 3° Les connaissances actuelles permettent de condamner quelques-unes des substances contenues dans les alcools ; il faut les proscrire. Toutefois, les connaissances en cette matière sont encore trop incomplètes pour qu'il soit possible de donner la liste de toutes les substances nuisibles ;

4° Des recherches longtemps continuées, méthodiquement conduites, en utilisant toutes les ressources de la chimie, de la physiologie et de l'observation clinique, sont nécessaires pour élucider un grand nombre de points encore obscurs dans la question de l'alcoolisme. » (*Juin* 1888.)

CHAPITRE VII

L'ABSINTHE

ET

L'ABSINTHISME

« L'absinthe produit le délire, le tremblement et l'épilepsie. »

(MAGNAN.)

CHAPITRE VII

L'ABSINTHE ET SES EFFETS

Trouvant, avec raison, que nos soldats mouraient suffisamment, au Tonkin, le général de Courcy rendait, au cours de notre dernière campagne asiatique, l'arrêté suivant :

Article premier. — La vente de l'absinthe est interdite à partir de ce jour dans les cafés, cabarets et débits de boissons.

Art. 2. — Les commerçants, actuellement détenteurs d'absinthe, pourront en faire la réexportation dans un délai de quinze jours pour ceux qui résident à Haï-Phong, Thuan-An et Qui-Nhone ; un mois dans toutes les autres localités.

ART. 3. — Tout débitant qui vendra de l'absinthe à partir du jour de la promulgation de la présente décision, ou qui en détiendra dans son établissement après l'expiration des délais de réexportation, sera l'objet d'un procès-verbal, qui prononcera la saisie des liqueurs prohibées, et l'établissement sera immédiatement fermé.

Cet arrêté était calqué sur les remarquables mesures, prises autrefois contre l'alcoolisme par le général Wolseley, dans le corps expéditionnaire d'Égypte. L'absinthe est un fléau militaire plus complet, quoique moins anglais, que le whisky. Ses effets sur l'organisme humain sont, en effet, plus énergiques encore, plus prononcés, plus pernicieux. L'ivresse par l'absinthe est la plus rapide de toutes, et l'absinthisme est une intoxication plus grave, plus profonde et plus intense que l'empoisonnement par les autres boissons alcooliques. Ses effets (on le sait) se portent surtout sur le système nerveux. La pression tyrannique de l'absinthe, réfractaire à toute morale, comme à toute médication, mène ses adeptes à la manie, au ramollissement, à la paralysie, en passant par les troubles digestifs profonds, l'émaciation prononcée, la déchéance vitale extrême...

C'est depuis le passage du Saint-Bernard par Buonaparte, que la Fée aux yeux verts s'est acclimatée en France.

Actuellement, plus de cent mille hectolitres d'absinthe sont absorbés dans nos pays, chaque année, sous forme de « purée » jaune verdâtre. (Il faut dire que les Colonies, et l'Algérie notamment, en consomment une large part.)

L'absinthe se répand sur les armées avec frénésie, elle y fait plus de victimes que les balles et le choléra réunis. C'est sous les armes, et dans les pays chauds principalement, que se contractent les habitudes d'absinthisme. L'armée est, d'ailleurs, au dire de tous les sociologistes, la grande école d'alcoolisation. L'absinthe y est une cruelle ennemie, surtout pour les officiers qui (autant que les hommes de lettres) professent le goût le plus vif à l'endroit de cette boisson ; c'est que son action est plus spécialement marquée sur le système nerveux, tandis que les autres liqueurs enivrantes touchent davantage le tube digestif. L'absinthe cause incontestablement, sur le cerveau, une excitation gaie et comme vertigineuse, une sorte de délire ambitieux, où domine le contentement de soi ; cette agréable sensation, peu à peu, s'éteint, à mesure que s'établit l'accoutumance...

Si la Muse verte peut revendiquer les Musset, les Gérard de Nerval, les Privat d'Anglemont, presque tous ceux (il faut bien le dire) qui deviennent absinthiques, à Paris, appartiennent couramment à la grande tribu des déclassés. L'absinthe choisit toutefois, de préférence, des victimes *assez intellectuelles* (si l'on peut dire), pour les faire rouler plus facilement, de chute en chute, jusqu'aux basfonds sociaux.

Le docteur Gautier, qui a recueilli, sous la

direction de son maître, le docteur Lancereaux, de très nombreuses observations d'absinthiques, cite dans sa thèse [1], le cas d'un professeur sachant sept langues, qui, après avoir fait successivement tous les métiers, descend, avec l'aide de l'absinthe, jusqu'au métier d'infirmier de salle, et devient si mauvais serviteur, qu'on ne peut le garder nulle part. A côté de lui, figurent des artisans d'industrie de luxe, deux clercs de notaire, plusieurs employés de commerce, un secrétaire de théâtre, un étudiant en médecine, tous étendus, de par la Fée aux yeux verts, sur des lits d'hôpitaux ! Quant aux femmes, qui nient, d'ailleurs, avec aplomb, tout antécédent alcoolique, elles appartiennent généralement à la classe des prostituées et des filles de barrière.

L'absinthe aime les jeunes. Souvent de vingt à vingt-cinq ans, par la force de l'entraîne-

[1] Paris, 1882.

ment, ou par la toute-puissance de l'hérédité et des exemples familiaux ; pour oublier les revers, et nourrir les illusions, le sujet se met à boire de l'absinthe. Prise comme apéritif, cette boisson agit violemment sur l'estomac vide, où nul aliment ne joue le rôle d'écran. Il est moins grave, vous le savez, de prendre trois verres de cognac après le repas, qu'un à jeun. Ce que (par antiphrase probablement) on nomme l'*apéritif*, produit deux effets pernicieux : d'une part, irritation intense de l'estomac; de l'autre (effet de l'absorption immédiate) action brutale sur le cerveau. Aussi, dans l'absinthisme, y a-t-il précocité des troubles digestifs. L'appétit se perd, l'estomac s'enflamme, la digestion, pénible, s'accompagne de douleurs, de gaz, de pituites, de vomissements. Puis, la gorge se sèche ; la puissance génitale, les désirs sexuels s'affaiblissent et disparaissent de bonne heure ; enfin, le système nerveux se prend rapidement, à son tour... L'absinthe a été justement baptisée: « Une grande vitesse pour Charenton. » Des doses relativement minimes de cette liqueur suffisent pour amener, assez vite, l'hébétude et les accidents épileptiformes, ainsi que Magnan l'a prouvé par de célèbres expériences sur les animaux. Celui qui boit cinq ou six verres d'absinthe par jour ne tarde pas à voir ses facultés psychiques s'altérer. Il devient sombre, triste, emporté, irritable, prompt aux émotions, grimaçant, sensible à la douleur; il a peur et frémit lorsqu'on veut le toucher. Sa mémoire fait naufrage, sa parole devient hésitante et troublée. Ses rêves sont délirants, incohérents et terrifiants; ils succèdent à des hallucinations, animées ou professionnelles, qui peuplent singulièrement ses nuits. Ces hallucinations coïncident, du reste, avec des troubles, d'abord passagers, des organes des sens: vue, ouïe, odorat et goût.

L'intoxication absinthique confirmée se distingue par les vertiges, le délire et l'attaque d'épilepsie. Lancereaux insiste sur les douleurs articulaires et névralgiques, et les fourmillements des membres, s'exaspérant la nuit; ainsi que la sensibilité à la douleur, surtout dans les extrémités inférieures. Le chatouillement plantaire, par exemple, est pour l'absinthé, le plus affreux des supplices. La pression de la fosse iliaque est également douloureuse, comme chez l'hystérique. La sensibilité de la peau au tact et à la chaleur est émoussée; la circulation troublée, la sueur accrue. Le tremblement est très caractérisé; la face grimace constamment. Il se produit des crampes et des soubresauts nocturnes, des phénomènes convulsifs analogues à ceux de l'épilepsie; des vertiges, des étourdissements, des éblouissements; un état d'impotence musculaire, qui peut aller jusqu'à la paralysie.

Le professeur Morache (de la faculté de Bordeaux) a résumé d'une manière saisissante les sinistres désastres causés par l'absinthisme : « L'intelligence et la mémoire s'alourdissent ; à des périodes de stupeur succèdent des périodes d'excitation de plus en plus rapprochées ; bientôt l'intelligence ne fonctionne plus que par éclairs, pour ainsi dire : passant par-dessus toute la série des phénomènes morbides de l'alcoolisme, le buveur d'absinthe saute, à pieds joints, dans les accidents ultimes, dans la folie avec ses manifestations les plus dangereuses, le suicide et le crime. » Le tableau n'est pas chargé, et il n'est pas besoin d'être médecin pour en retrouver l'original, tiré à maints exemplaires dans nos souvenirs intimes. « Des buveurs d'absinthe d'habitude, ajoute M. Morache, que l'on recherche bien, les véritables vivants sont ceux qui n'ont fait que toucher à cette passion funeste sans s'y laisser entraîner ; les autres sont morts ou peuplent les maisons d'aliénés ; les plus favorisés traînent une existence inutile à eux-mêmes et aux autres ; l'animal subsiste en eux et fonctionne ; mais sous des dehors que l'éducation et l'habitude du monde peuvent améliorer, l'homme véritable, l'homme intellectuel s'est éteint pour jamais. » L'abus de l'absinthe, on le voit, amène tous les effets organiques de l'alcoolisme ; mais plus intenses sur le système nerveux et notamment sur l'intellect. « Le buveur d'absinthe, dit excellemment notre ami, le docteur Félix Brémond, va grossir la liste des pensionnaires de Bicêtre et de Sainte-Anne, à moins qu'une pneumonie ne l'ait conduit plus directement au cimetière. » — Phtisie, plutôt que pneumonie, serait le terme exact, croyons-nous. Beaucoup des absinthés, en effet, meurent phtisiques, et il est rare qu'ils survivent plus de dix ans aux premiers signes d'empoisonnement.

Un buveur d'absinthe âgé de soixante ans est une rareté presque introuvable...

Ce qui rend l'absinthe plus nuisible encore, ce sont les sophistications... Préparée par des macérés d'anis, de fenouil, de genépi, et distillée selon les règles, avec de vieux alcools de vin, la liqueur d'absinthe (où l'*absinthe* occupe d'ailleurs la place la plus minime), ne saurait être très dangereuse, si l'on en fait un usage modéré... Mais on la prépare, communément, en mélangeant avec des alcools de mauvaise qualité, des *essences* d'anis, absinthe, angélique, origan, badiane, fenouil, mélisse, calamus aromaticus, etc... On achève de parfumer avec le mélilot ou la fève tonka; on colore avec des feuilles d'orties ou d'épinards, (quand on n'emploie pas la gomme-gutte ou le sulfate de cuivre). Ce sont des essences de cette teinture composée qui sont nuisibles; ce sont elles qui précipitent l'eau sous l'aspect d'un trouble jaune-opale.

« Dans les grandes villes, certains débitants servent à leurs clients des absinthes inférieures, nous dit Morache[1], comme prix de détail, au prix en gros d'un alcool normal ayant payé ses droits d'entrée. On peut se demander,

[1] *Hygiène militaire*, 1874.

alors, quels toxiques on y incorpore, et frémir à la pensée du poison qui se débite à 30, 20, et même 10 centimes le verre, dans ces nombreux repaires où se réfugient les déclassés de toutes les professions, les candidats aux maisons centrales, au bagne et à l'échafaud! »

Avis aux fakirs de l'absinthe, fascinés par leur fée bien-aimée! Le poète fantaisiste L. de Saint-Leu, n'avait-il pas raison, lorsqu'il chantait ainsi la manière de faire une bonne absinthe, selon l'art de l'hygiène?

Versez avec lenteur, l'absinthe dans le verre,
Deux doigts, pas d'avantage; ensuite saisissez
Une carafe d'eau bien fraîche, puis versez,
Versez tout doucement, d'une main bien légère!

Que, petit à petit, votre main accélère
La verte infusion, puis augmentez, pressez
Le volume de l'eau, la main haute, et cessez
Quand vous aurez jugé la liqueur assez claire...

Laissez-la reposer une minute encor,
Couvez-la du regard comme on couve un trésor,
Aspirez son parfum qui donne le bien-être!

Enfin, pour couronner tant de soins inouïs,
Bien délicatement prenez le verre, et puis
Lancez, sans hésiter, le tout par la fenêtre!

A l'essence d'absinthe, appartient surtout le privilège toxique et épileptigène. Bouchardat prend deux coupes d'un litre d'eau, où vivent des poissons. Dans l'une, il verse six gouttes d'acide prussique, et dans l'autre six gouttes d'essence d'absinthe. Les poissons de la dernière coupe meurent plus vite que les premiers.

Le *vulnéraire* ou *eau d'arquebuse* cause, à peu près, les mêmes désordres que l'absinthe. Le Docteur Cazanova, qui a étudié ce genre d'intoxication, par un alcool mêlé d'essence[1], en résume à peu près ainsi les symptômes : La mémoire est atteinte d'abord ; puis l'émotivité. La sensibilité morale s'exagère. Le malade s'excite ; il se grise en causant. En proie à des songes terrifiants, à des cauchemars, hallucinations et troubles sensoriels, il se réveille en sursaut, baigné de sueur, il éprouve, dans les membres inférieurs, des

[1] Th. de Paris 1885.

crampes et des soubresauts, ainsi que des fourmillements, picotements, tiraillements, élancements, etc. C'est, en somme, le tableau de l'absinthisme. *L'eau de Mélisse* cause des désordres analogues ; son grand succès de vente est dû surtout aux dipsomanes. Le *vulnéraire*, dont il existe plusieurs formules, est ordinairement fait avec le *génépi* des Alpes. Toutes les liqueurs mêlées d'essences (chartreuse, kümmel, anisette, etc...) ont, à peu près, des effets analogues, mais ils sont atténués et très bénins, parce que ces liqueurs se prennent à doses modérées, et *après les repas*[1].

Magnan et Laborde ont récemment démontré (Soc. de méd. publiq. 1887 juillet) que les

[1] Prise immédiatement avant le repas, selon l'habitude russe, l'eau-de-vie possède sur l'estomac une activité excitatrice immédiate qui développe singulièrement l'appétit (du moins chez ceux qui n'en ont pas l'habitude, ainsi que nous avons pu nous-mêmes le constater). Mais nos « *apéritifs* » à nous, qui sont ingérés une heure ou deux avant le repas, ne sauraient produire que des mucosités catarrhales, sécrétées par une muqueuse gastrique irritée et rendue anorexique.

bouquets des vins et les essences des eaux-de-vie que l'on trouve dans le commerce, sont extrêmement toxiques. Dans certains *bitters*, la fausse essence de gaultheria (wintergreen), qui est un salycilate de méthyle convulsivant et épileptigène, entre dans de notables proportions. Dans la *liqueur de noyau, prunelle*, etc., dont l'usage est assez répandu, on trouve de l'aldéhyde benzoïque et de la benzonitrile, poisons tétaniques, etc... Enfin, certains alcools d'industrie sont riches en *furfurol*, aldéhyde pyromucique, formé aux dépens du son, dans la saccharification sulfurique des céréales. C'est au furfurol que les buveurs de whisky devraient leurs accès d'épilepsie et de convulsions respiratoires. Le furfurol a une action assez analogue à celle de l'essence d'absinthe.

Quant au kümmel, c'est encore la liqueur à essence la moins nuisible peut-être : trois cents litres de kümmel ne renferment guère en effet que cent grammes d'essences de carvi, cinq de fenouil, cinq d'amandes amères, trois d'anis ou badiane et quatre de céleri, quantités peu dangereuses, à la condition toutefois que l'alcool qui lui sert de base soit convenablement rectifié (ce qui est assez le cas en Russie pour les alcools de prix supérieurs).

Malheureusement, ainsi que le fait remarquer Laborde[1], les alcools mauvais goût sont, dans les liqueurs, masquées par les bouquets, « si bien que les liqueurs les plus parfumées sont fabriquées habituellement avec les plus mauvais alcools. » C'est ainsi que ce distingué physiologiste a récemment démontré le rôle épileptisant joué par l'aldéhyde salicylique, qui remplace, dans le bitter et le vermouth, l'essence de reine-des-prés; et le rôle convulsif du salicylate de méthyle, également introduit, dans ces prétendus apéritifs, par un industrialisme avide. Avoir de bons alcools, tel est, en somme, le problème dont il importe à l'hygiène

[1] *Société de biologie* (1887) *et Tribune médicale.*

d'avoir une solution pratique. Il faudrait pouvoir arriver à reconnaître et doser sans peine le degré d'impureté des alcools en nature, ou mélangés, afin de soustraire de la consommation tous ceux qui dépasseraient le maximum fixé par les règlements. D'après M. Vallin, le procédé *optique* de M. Dupré demande encore quelques perfectionnements. Le procédé d'expertise de M. Bang, qui a déjà réalisé un immense progrès, très bon pour les alcools de tête, ne paraît pas encore capable de fournir la preuve de la pureté absolue de l'alcool éthylique dans les alcools de queue.

CHAPITRE VIII

LES BOISSONS FERMENTÉES USUELLES

VIN — BIÈRE — CIDRE

LES BOISSONS FERMENTÉES

LE VIN

« Si le vin est l'œuvre de Dieu, l'ivresse est celle du diable. »
(JEAN CHRYSOSTOME.)

« Ceux qui se gorgent de vin blessent leur corps et leur âme. »
MNESITHEUS (*in Athenæo*).

La fermentation du fruit de la vigne dédouble le sucre du raisin en alcool et en acide carbonique. L'alcool reste dans le vin, qui en contient de six à trente pour cent, et l'acide carbonique se dégage. La composition chimique des vins est aussi variable que les innombrables crus auxquels ils appartiennent. Les procédés de vinification sont, d'ailleurs, très perfectionnés aujourd'hui; il n'y a aucune analogie entre les vins que nous buvons de nos jours et ceux que buvaient nos aïeux (nous ne parlons pas, bien entendu, des sophistications, nous ne parlons que des vins naturels).

Que dire des vins que buvaient les anciens? Les Grecs et les Romains se servaient d'extraits mous ou sirupeux, assez analogues à ceux que M. Girard obtient, tous les jours, dans ses analyses du laboratoire municipal. Ils prenaient une cuillerée de ces extraits, qu'ils délayaient dans l'eau chaude (*calices*). Plus tard ils obtinrent des compositions plus liquides; les vins de Lesbos, d'Éphèse, de Chio, de Falerne et de Sorrente étaient des produits très alcooliques, mélangés de miel ou de résines, comme on le fait encore aujourd'hui du reste, dans la Hellade contemporaine. Il n'était pas possible de boire ces vins purs; on laissait cet usage aux gosiers barbares des Scythes, qui paraissent avoir eu, dans ces époques primitives, le monopole du délire alcoolique, si nous en croyons Diodore et Hérodote.

On peut diviser les vins en quatre catégories bien tranchées : les vins *spiritueux*, les vins *astringents*, les vins *acides*, les vins *mousseux*.

Les vins spiritueux sont tantôt secs, lorsque tout le sucre du raisin a été converti en alcool (Malvoisie, Banyuls). On appelle vins cuits, ceux dans lesquels la fermentation a été arrêtée par la cuisson pour en favoriser le sucrage (Malaga, grenache). Les vins spiritueux irritent l'estomac et accélèrent la circulation ; on ne peut les utiliser que comme vins de dessert, parce que, après le repas, les aliments enraient l'action offensive de l'alcool sur la muqueuse gastrique. Les vins d'Espagne, très alcooliques (le Porto et le Xérès sont fréquemment additionnés d'eau-de-vie) trompent par leur goût sucré et causent des accidents graves parfois. Certains de ces liquides, très alcooliques quoique très sucrés, doivent plutôt être envisagés comme des *liqueurs de raisin* que comme des *vins de liqueur*.

Les vins astringents doivent au tannin leur âpreté plus ou moins grande. Leur bouquet varié tient à une huile essentielle, renfermée dans la pellicule du raisin. C'est grâce au tannin que les bons vins de Bordeaux, de Bourgogne et du Midi se conservent presque indéfiniment. Quant à leur action sur l'économie, elle est ordinairement assez douce. C'est, à coup sûr, pour ces vins, français par excellence, que J.-J. Rousseau a écrit : « Quiconque fait dans le vin de mauvaises actions, couve à jeun de mauvais projets. » Les pays vinicoles ignorent, en effet, le fléau de l'alcoolisme, et l'on voit des hommes d'État, comme Gladstone, proposer la suppression des droits d'entrée sur les vins de table, pour chercher à restreindre, en Angleterre, la dangereuse consommation des alcools. Bien plus, les bons crus de Bordeaux, par leur richesse en tannin, en œnanthine et en fer, sont plutôt des contre-poisons, et sont véritablement capables de lutter contre les symptômes graves de l'alcoolisme. Remarquons, d'ailleurs, que les vins de France sont les seuls que l'on puisse boire impunément à discrétion en mangeant.

Les vins acides se récoltent sur la limite des régions vinicoles, dans les climats froids où le raisin mûrit mal. Ils renferment un grand excès de tartre et divers acides libres. C'est à ces acides que le *Suresnes* doit sa réputation laxative et délabrante. Le pyrosis et la gastralgie suivent forcément les libations de ces piquettes, célébrées à tort par des chansonniers indignes. Les vins du Rhin sont fréquemment acides, riches en tartrate et pauvres en alcool; ils causent volontiers la dyspepsie et la diarrhée.

Les vins mousseux, dont le type est le champagne, contiennent plus d'acide carbonique que d'alcool, « plus de gaieté que d'ivresse, » suivant le mot de Théophile Gautier. Leur action sur l'organisme est capiteuse, mais passagère par excellence; ils sont diurétiques.

Voici la force moyenne de quelques vins en alcool :

Xérès	en moyenne,	30 pour	1000
Porto	—	25	—
Marsala,	—	22	—
Ermitage,	—	21	—
Bourgogne,	—	18	—
Vin de Hongrie et du Rhin,	—	30	—
Vin de Blois,	—	7	—

Champagne (variable selon le *sirop* employé).

Le vin produit une stimulation rapide, et irrite bien plus l'estomac et le système nerveux que la bière par exemple. C'est ainsi qu'il produit, plutôt qu'elle, la cirrhose (Lancereaux) l'insomnie et les cauchemars. Les excès de vin mènent les adultes à la tuberculose pulmonaire, et les enfants à la méningite.

Pour bien se rendre compte de l'action du vin sur l'économie, il faut considérer non seulement la teneur du vin en alcool, mais aussi ses éthers volatils, ses huiles essentielles, ses acides végétaux libres (acétique, tartrique, malique, racémique, succinique, etc.), sa glycérine (surtout dans les bons vins : Bourgogne, Arbois). L'âge du vin est l'un des éléments également importants à prendre en considération. Mais l'action variable des vins est due surtout à la variété des cépages. Quelle ressemblance peut-il y avoir entre les vins *communs*, lourds, grossiers et plats, et ces liquides suaves et veloutés que l'on appelle les *grands vins ?*

Il est à remarquer que les grands vins sont très riches en matières minérales, fer, chaux, potasse, phosphore surtout ; or, l'on sait combien les sels acides du phosphore sont stimulants et nutritifs (le phosphate de fer a été isolé dans certains crus bordelais).

Les grands vins de Bourgogne sont : les Romanée, Montrachet, Richebourg, Chambertin, Clos-Vougeot, Saint-George, Corton, et les premières cuvées de Nuits et de Volnay. Ces vins possèdent, au suprême degré, les qualités sapides les plus remarquables, c'est-à-dire le corps, le spiritueux, la délicieuse finesse, la sève corsée et moelleuse à la fois, le bouquet délicat et suave.

Les grands bordeaux sont : le Château-Margaux, le Château-Yquem, le Château-Lafite, le Château-Latour, le Haut-Brion, le Rauzan, Le Léoville, le Branne-Mouton, le Pichon-Longueville. Ces vins, pourprés, d'un corps suave et harmonieux, d'un goût velouté, d'une sève embaumée, sont moins capiteux que les Bourgognes, grâce à leur richesse en tannin ; probablement grâce au tannin également, ils se conservent mieux, et supportent, en s'améliorant même, les voyages lointains et les transitions de température si nuisibles aux vins en général.

Les principaux cépages de Champagne sont : Le Sillery, l'Epernay et le Cramant. Ils donnent des vins corsés, spiritueux, secs, d'un arôme suave, d'une couleur ambrée. Leurs propriétés toniques sont incontestables, surtout lorsqu'ils sont frappés.

Parmi les vins de liqueurs français, citons

les muscats, les vins de paille d'Arbois et de Château-Châlon, le Lunel, le Frontignan, le Banyuls, le Collioure, le Grenache, le Montbazillac, etc.; et à l'étranger, le Constance, le Tokay, le Malvoisie, le Chypre, le Syracuse, le Lacrimacristi, l'Amontillado, le Porto, le Madère, etc.

Au point de vue physiologique, le vin blanc a une action très différente du vin rouge. Le vin blanc, pauvre en tannin, subit en effet une absorption presque immédiate dans le torrent circulatoire (surtout lorsqu'il est bu à jeun), et ses effets se portent immédiatement sur le cerveau. Rabuteau attribue cette action capiteuse à l'éther acétique, dont les vins blancs renferment de 2 à 5 grammes pour mille. Tourdes (de Nancy) parle de certains vins blancs du Haut-Rhin, dont l'action sur la moelle épinière est si marquée qu'elle peut aller jusqu'à la paralysie des membres inférieurs : « Ce sont des vins qui coupent les jambes, » disent les Alsaciens. Il en est de même du petit vin blanc narcotique du canton de Vaud.

L'alcoolisme est lent à venir chez le buveur de vin, à condition que celui-ci boive exclusivement des vins naturels, et non des vins additionnés, vinés (comme on dit) avec de l'alcool. Le vin naturel peut être considéré comme une solution complexe, mais homogène, d'une foule de substances végétales et minérales des plus utiles à l'économie. Pris avec modération, il constitue donc une boisson alimentaire, tonique et cordiale par excellence ; c'est le lait des vieillards et des convalescents, il relève le physique et le moral déprimés, active les forces et le courage, met l'anémie en fuite. Il est vraiment, suivant le mot de Moleschott, « une caisse d'épargne pour les tissus. »

Malheureusement, les plus affreux breuvages sont débités journellement sous le nom de vins. L'implacable chimie a souillé la septembrale purée.

Les coupages et vinages, pratiqués avec des alcools industriels, exercent sur le système nerveux la funeste influence que nous avons attribuée aux eaux-de-vie de betteraves, de grains et de pommes de terre. Pour la coloration artificielle des vins, on a employé les baies du sureau, du troëne, de l'airelle ; le campèche, le carmin de cochenille, et surtout la fuchsine. Cette dernière substance renferme parfois de l'arsenic ; elle est généralement purgative à dose peu élevée. On va jusqu'à ajouter au vin, pour en aviver la teinte, de l'alun, poison acide très dangereux ; pour adoucir son goût aigre, de la litharge, qui expose le consommateur aux graves symptômes de l'intoxication par les sels de plomb [1] !

[1] La coloration artificielle des vins est une question à l'ordre du jour : autrefois on colorait avec le *sureau*, la *mauve*, la *cochenille* et quelques autres matières *naturelles ;* aujourd'hui, on a recours presqu'exclusivement aux matières colorantes *artificielles* retirées de la houille ; la *fuchsine*, le *sulfoconjugué de la fuchsine* et les dérivés *azoïques*. Cazeneuve a

Toutes ces fraudes ont été exaltées par le fléau phylloxérique. Cette lourde crise a fait naître également une industrie nouvelle qui, elle, du moins, est à peu près inoffensive ; nous voulons parler de la fabrication du vin de raisins secs. On estime à douze cents hectolitres par jour la production parisienne de cette médiocre denrée. Tous les marchands de vins peuvent retourner aujourd'hui, pour en faire leur devise, le proverbe romain et dire : « *Licet omnibus adire Corinthum !* » Si le fisc n'était pas la chose stupide et antisociale par excellence dont parle Balzac, ne devrait-on pas avoir, depuis longtemps, frappé

récemment démontré la toxicité de ces divers colorants. L'affaire récente des vins d'Hyères a prouvé malheureusement aussi les dangers de l'arsénicisme par coloration artificielle. Quant aux vins plâtrés, à la suite d'un savant rapport dû à M. Marty, l'Académie de médecine vient d'émettre l'avis :

1° Que l'immunité absolue des vins plâtrés ne devait plus être officiellement admise ;

2° Que la présence du sulfate de potasse dans le vin, quelle qu'en soit l'origine, ne devrait être tolérée que dans la limite maxima de deux grammes par litre.

d'une juste imposition les raisins de Corinthe, qui pénètrent chez nous avec un droit d'entrée dérisoire ?

La fabrication des vins de raisins secs fraude l'octroi, sans aucun avantage sérieux pour le consommateur ; il serait donc urgent de la contenir, par une bonne loi, dans les limites raisonnables.

Tous les vins présentent une réaction acide, qui est due aux acides libres et aux sels acides qu'ils contiennent. C'est même cette acidité qui fait virer au rouge la matière colorante de l'enveloppe du grain du raisin, naturellement bleue. Les vins nouveaux sont désagréables et laxatifs. Un vin n'est *fait* qu'au bout de six mois au moins, et encore, si l'on a eu soin de le mettre à l'abri des oscillations atmosphériques (c'est pour cette raison que les architectes ne doivent jamais diriger vers le midi les ouvertures des caves).

En chauffant au bain-marie un vin à 60°, il se décolore et ne se modifie plus :

c'est d'après cette méthode, préconisée par Pasteur, que l'on obtient les vins *morts*, utilisés dans la marine.

L'usage immodéré du vin a surtout de funestes effets sur le foie, ainsi que l'a démontré Lancereaux. Ses principes irritants (alcool, acide tartrique, etc.), en passant dans les capillaires de la veine-porte, irritent ces capillaires et déterminent l'induration du foie par un tissu fibreux de nouvelle formation, qui ressemble beaucoup au tissu des cicatrices (cirrhose ou sclérose du foie). La cirrhose est fréquente dans les pays vignobles, et n'atteint guère, à Paris, que les buveurs de vin, surtout de vin blanc (tonneliers, cochers, porteurs de la halle). L'abus du vin retentit également sur le cerveau et cause le delirium tremens et les diverses formes de l'alcoolisme cérébro-spinal que nous avons décrites dans l'un des chapitres précédents. Mais quatre-vingt-six fois sur quatre-vingt-douze (Lancereaux), ce sont les excès de vin (variables de deux à six litres) qui causent la cirrhose, tandis que l'alcoolisme cérébro-spinal est rarement causé par le vin seul.

Voici, d'ailleurs, d'après la *Gazette des hôpitaux* (16 janv. 86), les résultats sommaires de l'enquête de M. Lancereaux sur les causes de la cirrhose du foie considérée dans les deux sexes à Paris. « L'analyse de quatre-vingt-douze observations, au point de vue du sexe, donne dix-huit femmes pour soixante-quatorze hommes, c'est-à-dire un peu moins du cinquième des cas. Les habitudes de celles-ci ne diffèrent pas de celles des hommes, et si la fréquence de la cirrhose est plus grande chez ces derniers, c'est uniquement parce qu'ils font plus facilement des excès de vin. Il y a lieu de remarquer, toutefois, que la cirrhose graisseuse est pour elles, à l'inverse de ce qui existe chez l'homme, la forme cirrhotique la plus commune ; ce qui tient, sans doute, à leurs habitudes ordinairement sédentaires.

« Les professions de cette catégorie de malades étaient très variables ; les femmes, pour la plupart étaient des blanchisseuses, des cuisinières, ou encore des couturières ; mais on sait que cette profession sert quelquefois à en cacher d'autres. Les hommes exerçaient généralement le métier de charretier, de camionneur ou de cocher, de marchand ambulant, de commissionnaire, de porteur aux halles, de cuisinier, de tailleur et de cordonnier.

« Le lieu de naissance variait également ; toutefois, l'Ile-de-France tenait le premier rang ; trente-deux fois sur quatre-vingt-douze ; venait ensuite la Normandie, dix cas ; la Lorraine, la Savoie, la Champagne, l'Auvergne et la Bourgogne avec chacun quatre ; la Bretagne, l'Orléanais et la Touraine chacun trois ; le Poitou, la Flandre, la Guyenne et la Gascogne chacun deux ; la Picardie l'Alsace, la Franche-Comté et le Limousin chacun trois ; enfin l'Allemagne, la Belgique et l'Espagne étaient représentées chacune par un malade. »

Le docteur Armaingaud a décrit, à Bordeaux, cette variété d'alcoolisme, inconscient et latent, de la cinquantaine, si fréquents dans les classes aisées. Grâce à leur excellente alimentation, elles supportent en apparence ces abus quotidiens de bon vin. Mais, insensiblement, sourdement, arrivent les lésions de l'estomac et du foie, et surtout la dégénérescence artérielle du cerveau, les athérômes du cœur et des gros vaisseaux... Cela nous explique, dit le savant hygiéniste, pourquoi l'apoplexie est si commune et fréquente dans la capitale de la Gironde. Tous les praticiens ont, d'ailleurs, remarqué combien l'usage abusif du vin développe étrangement la diathèse arthritique.

Les altérations du vin peuvent, naturellement, se diviser en quatre groupes. Elles sont *spontanées*, accidentelles, indépendantes du négociant; c'est ce qu'on nomme, en œnologie, les maladies du vin. Elles sont *commerciales*, c'est-à-dire plus ou moins tolérées par la loi et par l'usage. Exemples : le coupage, le mutage, le soufrage, le vinage, le plâtrage. Cette dernière opération est sur la limite des opérations licites; elle consiste à saupoudrer la vendange de plâtre, dans le but de faciliter la clarification. Avec le plâtrage exagéré (les vins plâtrés renferment du sulfate de potasse, très mauvais pour l'estomac et les intestins : « Ils sont plus dangereux certainement que les vins fuchsinés (*Chevallier*). » Nous entrons dans le domaine des opérations frauduleuses, condamnées par les tribunaux : mouillage, addition de matières colorantes ou étrangères, etc... Une dernière classe, enfin, comprend les altérations dangereuses ou toxiques, qui deviennent (il faut bien le dire) de plus en plus rares dans les pays où fonctionnent les laboratoires municipaux et les services publics d'analyses chimiques.

Le docteur Lunier a attiré surtout l'attention des hygiénistes que préoccupe la question de l'alcoolisme, sur les dangers du vinage par alcoolisation des vins. Ce sont surtout les vins additionnés d'alcool d'industrie à 90° ou 95°, qui causent des accidents graves. Le vin est un *liquide vivant*, selon la saisissante expression du docteur Jules Guyot, et l'addition de l'alcool n'en fait plus qu'un cadavre; il faut dix ans (J.-B. Dumas) pour que l'alcool ajouté au vin fasse corps avec lui. Un vin alcoolisé empâte la bouche, brûle l'estomac et acidifie tout le tube digestif. Un vin alcoolisé a tous les inconvénients de l'alcool (toxique et impur le plus souvent) qu'il renferme. La différence avec le jus de la vigne honnêtement fermenté est une différence radicale. L'alcool y est à l'état de corps étranger, au lieu d'être intimement combiné avec les autres principes constitutifs éminemment sains du vin naturel : « Or, on sait, dit le professeur Ball, quelle différence profonde existe entre l'homme qui s'exalte agréablement l'intelligence avec du vieux bourgogne ou du vieux bordeaux, et celui qui se grise stupidement avec des alcools de racines [1]. »

Le regretté Lunier terminait son intéressante communication, faite à la Société française de tempérance sur les vins alcoolisés (ou vinage des vins par l'alcool) en demandant formellement que, lorsqu'un vin a besoin d'être alcoolisé pour être conservé, l'addition d'alcool soit faite à la cuve ou au plus tard au tonneau, avant que la fermentation ne soit terminée : « La proportion d'alcool nécessaire pour conserver un vin, dit-il, n'a jamais besoin de dépasser deux à deux et demi pour cent d'alcool ou quatre à cinq pour cent d'eau-de-vie à 49°. » Lunier avait raison : car, ainsi ajouté au moût, l'alcool fait bientôt corps avec le vin, et les

[1] Voici ce que Mantegazza appelle « les dogmes capitaux de l'hygiène du vin » :

— Pas de vin à l'enfant en bas âge.

— A beaucoup de vin médiocre, préférer toujours un peu de vin de bonne qualité.

— Ne boire le vin qu'à table et de préférence à la fin du repas.

— Pour être excellent, le vin doit être clair, un peu amer et pris en petite quantité.

dangers de l'alcoolisme sont bien moindres par l'usage de ces vins, à condition (bien entendu) que l'alcool soit éthylique. L'abus seul en est nuisible et dangereux, comme tout abus.

Le *Vermouth*, lorsqu'il est de bonne qualité et étendu d'eau, est une boisson rafraîchissante, dont l'usage modéré est peu nuisible. C'est une macération, dans un vin blanc généreux, d'écorces de quinquina, d'orange et de cannelle, d'aunée, de tanaisie, de coriandre, badiane, absinthe, muscade, etc. Malheureusement il est souvent falsifié. Les vermouths à bas prix ne sont que des infusions de sureau, alcoolisées avec les eaux-de-vie les plus nuisibles; ils sont très dangereux.

D'après *The wine trade review*, on fabrique, sous étiquette française et au prix de revient de trente centimes au plus, dans le Connecticut et le New-Jersey, un champagne artificiel composé avec de la rhubarbe et du cidre de pommes sèches (les premières marques seules contiennent du jus de rhubarbe). On l'additionne d'un peu d'eau et de quelques matières effervescentes. Le *Répertoire de pharmacie*, qui fournit cette révélation de l'impudente concurrence américaine, nous apprend qu'en Prusse on imite le champagne français avec de la sève de racines de vieux bouleaux. Pour vingt-sept litres, quatre kilogrammes de sucre, réduire au quart, ajouter quatre cuillerées de levure et trois litres d'eau sucrée ; voilà ce que nos vainqueurs vendent sous le nom de Vigneron champenois !!!

ÉTUDE DE LA BIERE
ET
DE SON ACTION SUR L'ORGANISME

La bière, dont l'origine se perd dans la nuit de l'histoire (puisqu'on la buvait dans les agapes d'Osiris) ; la bière est un liquide alcoolique artificiel ; c'est le produit d'une transformation de l'amidon des céréales en dextrine, puis en glycose, par l'action d'un ferment végétal appelé *diastase*. Le houblon fournit à la bière son principe amer et son huile essentielle aromatique. Le dégagement de l'acide carbonique par la fermentation alcoolique donne à la bière sa saveur piquante et sa mousse. Toutes les graines peuvent servir à faire la bière. On se sert ordinairement d'orge. En Amérique on fait germer le maïs. Le faro des Belges a le grain du blé pour base. L'Arach des Arabes est une bière de riz. Le seigle, l'avoine, le sarrazin, le millet peuvent également faire des *vins de grains*, mais ces produits se troublent et s'acidifient facilement. Le porter, la bière si tonique des Anglais, est aromatisé avec des baies de genièvre.

La bière est la boisson nationale des peuples du Nord. Mais les Gaulois, comme les Germains buvaient la *cervoise*, avant que Rome leur eût imposé leur civilisation et répandu chez nos ancêtres l'usage du vin. Aujourd'hui, la bière confère, toutefois, aux races saxonnes.

une partie de leur signalement caractéristique; et la science ethnologique différencie, avec une rigueur difficilement contestable, les pays du pampre de ceux du houblon. L'usage habituel de la bière engraisse les organismes par l'action du sucre, de la fécule et de l'alcool, et calme le système nerveux (par le lupulin, principe actif du houblon); de cette double action résulte, chez le buveur de bière, la lourdeur et l'apathie ordinaires de l'économie; cette lourdeur, cette apathie se retrouvent naturellement dans le moral, qui n'est que le physique retourné.

Nous ne saurions ici insister sur les méthodes de fabrication de la bière. La germination, le maltage et le brassage diffèrent, d'ailleurs, sensiblement, selon les pays (Bavière, Angleterre, Belgique).

La bière est, à la fois, une boisson agréable et rafraîchissante pour les gens bien portants, et une tisane excellente pour les malades. Chez les sujets débilités et cachectiques, dont l'estomac est ruiné, elle relève l'appétit et les forces ; elle tire souvent du marasme les malheureux phtisiques consumés par la fièvre et par la suppuration incessante de leurs poumons. Tonique et fortifiante, reconstituante et analeptique, la bière est un agent fort employé de l'arsenal de la médecine pratique. Son aspect ambré et mousseux, son goût moelleux et frais tout ensemble, ses qualités spiritueuses et aromatiques, sa richesse en phosphates et en aliments minéraux, font de la bière bien préparée la boisson la plus délicieuse au goût, la plus chaude et la plus agréable à l'estomac délicat du malade. La bière de bonne qualité est un véritable pain liquide, indispensable dès que la constitution est appauvrie. Et c'est merveille de voir comme cette boisson est digérée et assimilée par ceux dont le tube digestif est le plus intolérant !

Nous voyons, tous les jours, des malades qui rejettent tout, même le lait, et qui supportent aisément la bière, dont les effets bienfaisants se font, chez eux, rapidement sentir. Les anémiques, les nerveux, les rachitiques, les dyspeptiques, les scrofuleux, les phtisiques, les scorbutiques, doivent à la bière de véritables résurrections. Les convalescents lui demandent le relèvement rapide de leurs forces, par le perfectionnement et l'accélération de l'acte digestif. Les gens maigres lui doivent l'embonpoint ; les nourrices lui demandent souvent avec succès, une sécrétion mammaire riche et abondante. Les plus grands médecins, en parlant de la bière, lui ont de tout temps accordé, dans leurs ordonnances, une place prépondérante : Hippocrate, Aristote, Boerhaave, Stoll, Sydenham, Franck, Récamier, Trousseau, ont, tour à tour, vanté les propriétés, hygiéniques et alimentaires par excellence, du vin de grain.

Toutefois, il y a le revers de la médaille, c'est-à-dire l'histoire des falsifications dont est l'objet le produit en question. Nous sommes heureux de dire ici que, dans le commerce, on trouve plutôt des bières altérées, ou mal préparées, que falsifiées et réellement nuisibles. A Paris, on boit beaucoup de bières éventées, plates, alcoolisées, colorées avec le caramel, la réglisse ou le sureau ; on boit peu de bières dont le houblon soit remplacé par le buis, la menyanthe, la strychnine, la coque du Levant, l'aloès, le poivre, le gingembre, la gentiane, l'acide picrique, etc., toutes fraudes signalées, mais surtout en Angleterre, où l'on traite souvent, par la teinture d'absinthe ou d'autres amers dangereux, les cônes de houblon ayant déjà servi. Les bières, ainsi fraudées, s'altèrent aisément, d'ailleurs. Ce qu'il y a de plus fâcheux pour la bière, c'est la pratique, analogue au vinage, consistant (lorsqu'on la tire de ses berceaux fameux, la Bavière, le Hanovre, etc.)... à l'alcooliser pour le voyage et la conservation. Nos lecteurs savent le danger des boissons artificiellement additionnées d'alcool, surtout quand cet alcool ne provient pas de la distillation du raisin. Le grave inconvénient que nous signalons s'atténuera tous les jours chez nous, à mesure que l'industrie de la brasserie s'acclimatera en France, où rien n'empêche (comme nombre d'expériences l'ont déjà prouvé) la confection de bière de qualité aussi parfaite que les meilleures bières allemandes. C'est au gouvernement à encourager cette industrie, l'un des meilleurs palliatifs du phylloxera et des vins falsifiés. La santé publique s'en trouvera bien et surtout la santé du peuple, « ce cœur du genre humain. » « La santé du peuple, c'est un problème qui prime tous les autres ! » disait lord Beaconsfield [1].

[1] En France (d'après Lunier), ce sont les départements qui consomment surtout de la bière, qui présentent le moins de cas de folie alcoolique. Le développement de l'industrie de la bière nous semble surtout lié aux perfectionnements du froid industriel, indispensable à la bonne conservation de cette boisson hygiénique par excellence, alimentaire par son extrait, tonique par son alcool, rafraîchissante par son acide carbonique.

On peut diviser les bières en *Fortes* (faro, porter, peetermann), *Faibles* (ales blancs, bière de Paris et de Lille, petites bières) et *Résineuses* (le Kwas par exemple, sapinette, où le houblon est remplacé par des bourgeons de conifères). Le tableau suivant résumera la force des diverses bières en alcool :

Petites bières.	2 0/0 et au-dessous
Bière de Paris et du Nord. . . .	3 0/0
Faro, Porter, Munich, Strasbourg	4 0/0 en moyenne.
Vienne, Pilsen	5 0/0
Scotchale, Stout, Gingerbeer. . .	6 0/0

Comme pour toutes les autres boissons, l'action de la bière sur l'organisme se révèle peu, lorsqu'elle est prise au repas, comme boisson alimentaire. En dehors des repas, son usage immodéré distend et fatigue l'estomac (dilatation fréquente de cet organe chez les buveurs de bière) l'endort et l'anesthésie, par l'action combinée de l'acide carbonique et du lupulin; de là, dyspepsie plus ou moins grave et difficile à guérir. Les gros buveurs de bière sont également sujets à l'albuminurie et au diabète (surmenage constant du rein). Leur intelligence est somnolente et engourdie : « Epais comme un bavarois, » voilà un proverbe issu du tonneau de bière. Prise entre les repas, la bière est assurément la grande entreteneuse de la diathèse urique.

Le gros buveur de bière nous présente une face hébétée, avec abondante salivation aux coins de la bouche, haleine fétide, respiration entrecoupée, etc. Il est sujet à des renvois gazeux, acides et brûlants, accompagnés de douleurs au creux de l'estomac et de sensation constrictive et migraineuse aux tempes. Il est, en effet, incontestable que la bière (dont nous avons vanté, tout à l'heure, l'action nutritive et tonique, lorsqu'elle est prise à dose modérée) cause, à haute dose, des accidents particuliers, dont le tableau clinique a été admirablement dressé par Hubert Boëns (de Charleroi), sous le vocable d'*Ivrognerie aqueuse*. Chez le buveur de bière, peu à peu les tissus s'imbibent; le sang délayé s'appauvrit. Il se fait des éliminations spoliatrices du sang, qui appellent bientôt, à leur suite, un dépérissement progressif, un appauvrissement général de l'organisme... Les sucs des tissus se sont peu à peu délayés, et les sels minéraux, si importants pour la charpente humaine et pour les combustions nutritives, s'éliminent de l'organisme du buveur. Qu'arrive-t-il? Alors, ses réactions sont torpides et accusées d'une manière indécise; le sang est froid, le système nerveux endormi. Toute maladie revêt un aspect insidieux, grave d'emblée. Le docteur Boëns a remarqué ainsi que les buveurs de bière sont plus cruellement frappés que les autres, dans les épidémies de typhus, de variole et de choléra. En outre, ils sont assaillis par des maladies gastro-intestinales les plus variées : le *foie gras* est la plus fréquente[1]. Les lésions du cœur, anévrismes,

[1] Van Helmont (*de fame læsa*) dit, en propres termes, que la bière émousse et affadit le ferment gastrique.

artérites, athérômes, ne sont pas rares. Le cerveau et les sens se prennent, peu à peu ; l'être se bestialise et se ramollit. Les enfants du buveur de bière sont fréquemment lymphatiques, rhumatisants et scrofuleux : ce sont de ces enfants gras, qui, selon le mot vulgaire, ne font pas de vieux os.

C'est surtout l'abus des bières de Bavière que l'hygiéniste doit incriminer. Produites à fermentation basse, elles contiennent, en effet, de la dextrine, qui est, par excellence, lourde et indigeste, et subit assez souvent dans l'estomac, la fermentation putride. De plus, les dérivés de la fermentation amylique arrivent, avec leurs dangers caractéristiques : ils causent aisément les formes furieuse et convulsive de l'alcoolisme aigu.

LE CIDRE

La France fabrique, annuellement, dix mil

lions d'hectolitres de cidre, représentant une somme de plus de soixante-dix millions de francs. Le nombre des pommiers à cidre est évalué par la statistique à près de cinq millions, sur le territoire de quinze départements. Paris ne consomme guère, chaque année, que vingt mille litres de ce liquide; mais sa consommation va sans cesse en augmentant, et tous les jours, le cidre occupe une place plus large aux entrepôts de Bercy. Il ne faudrait pas croire que la France possédât seule le monopole de cette boisson : l'Angleterre, l'Allemagne et les États-Unis fabriquent également des cidres d'excellente qualité.

Le cidre était connu, mais peu apprécié, semble-t-il, des anciens, qui le nommaient : *Vinum pomaceum* et *piraceum*. Dès le VIe siècle nous le voyons servi sur la table de Radégonde, reine de Neustrie ; plus tard il fera l'objet de l'un des capitulaires de Charlemagne.

La boisson qui nous occupe est le dérivé de la fermentation, à douze ou quinze degrés, du jus de pommes ou de poires écrasées; sa teneur en alcool est de cinq à dix pour cent, selon la nature et la qualité des fruits, le mode de fabrication, etc. Le poiré ou cidre de poires est plus capiteux, plus spiritueux, plus traître, que le pommé ou cidre de pommes, parce qu'il est généralement bien plus riche en alcool.

Le meilleur pommé est celui qui se fait avec deux parties de pommes acerbes et bien mûres, et une partie de pommes odorantes et sucrées. Les pommes acides doivent être rejetées de la fabrication. Ce sont elles qui servent le plus souvent à faire ces petits cidres bretons, dits *de ménage*, boissons secondaires de mauvaise qualité, mouillées par l'adjonction aux marcs d'une certaine quantité d'eau.

Bien préparé, exempt d'altérations et de falsifications, le cidre est une boisson recommandable, à coup sûr, mais dont la valeur hygiénique vient après celles de la bière et du vin : *Longo sed proximus intervallo!* Le cidre récent est une drogue trouble, indigeste et laxative. Mais, après quelques mois de fermentation, il se transforme en une boisson alcoolique diluée, susceptible de mousser, généreuse et stimulante. Le poiré, surtout, qui n'a pas de goût particulier, rappelle, à s'y méprendre, certains vins blancs : les champagnes à vil prix sont ordinairement des poirés.

Le cidre de bonne qualité constitue donc une boisson aromatique acidulée, agréable, saine et utile à la nutrition, surtout pendant les chaleurs de l'été, où elle joue le rôle d'un excitant gastrique qui apaise la soif et réveille l'appétit ; de plus, c'est une boisson vraiment économique, des plus aisées à produire, et à laquelle le phylloxera assure, malheureusement, le plus brillant avenir. Peu susceptible de conservation, surtout lorsqu'il est en vidange, le cidre doit être toujours mis en bouteilles, ou dans un tonneau plein jusqu'à la bonde. Sans ces précautions, il moisit et s'acétifie aisément ; il devient visqueux, filant, noirâtre et dangereux pour le tube digestif.

Le cidre se transporte mal. Se transporterait-il bien, nous n'en aurions pas moins de difficultés à l'imposer comme boisson aux populations, jadis vinicoles, du midi et de l'est de la France. Le cidre, en effet, convient surtout aux gosiers normands et bretons, plus encore, certes, que la bière aux estomacs souabes. Cinq personnes sur dix ne peuvent digérer le meilleur cidre. Il leur cause des gastralgies, avec rapports aigres fréquents, des coliques intestinales avec diarrhées, de l'irritation des voies urinaires, etc. Ces accidents sont dus surtout à l'acidité de cette boisson. C'est le cidre, également, qui carie les dents des jeunes et robustes Normands, et vieillit ainsi de bonne heure les frais visages des paysannes de la Picardie et de la Bretagne.

Les falsifications du cidre sont fréquentes. On y introduit des matières colorantes étrangères, alors qu'il serait si facile de lui donner une belle teinte naturelle par le caramel de pommes cuites au four! Pour en neutraliser l'acidité, et retarder les phénomènes de la fermentation, on y ajoute du plâtre, de la chaux, des cendres, de la craie, substances alcalines. Mais les falsifications les plus graves sont celles qui consistent dans l'addition des sels de plomb (litharge ou céruse), dans le but de sucrer les cidres. Des épidémies fréquentes de coliques de plomb furent longtemps atttribuées aux miasmes pestilentiels, alors qu'elles provenaient uniquement de cidres ainsi adultérés. L'épidémiologie en relate plusieurs exemples : c'est ainsi que les accidents intestinaux les plus sérieux éclataient, au siècle dernier, sur des navires français où, d'après le conseil de Huxham, on avait embarqué du cidre pour prévenir le scorbut. En 1780, la Société de médecine de Paris nommait une commission pour étudier ces faits si graves, et la fraude saturnine fut bientôt mise en pleine lumière par les deux rapporteurs, qui étaient le docteur Touret et notre illustre chimiste Fourcroy...

Le célèbre médecin anglais Garrod a prétendu que le cidre était une boisson longévitale, curative de la diathèse urique. Après lui, le docteur Denis-Dumont a essayé de démontrer que les pays à cidre sont des pays où la goutte et la gravelle sont inconnues. S'appuyant principalement sur ce fait, réel, de la rareté des opérations de pierre à l'Hôtel-Dieu de Caen, Denis-Dumont a réhabilité le jus de la pomme, qu'il considère comme un breuvage stimulant, tonique, anti-goutteux, parce qu'il dissoudrait l'acide urique du sang. Mais, si le cidre possède un pouvoir marqué, c'est plutôt contre la gravelle que contre la goutte, et il est certain que, dans la gravelle, il agit surtout à la faveur d'un lavage, d'un rinçage vésical continu, expulsant les concrétions à mesure qu'elles tombent dans la vessie et se détachent du rein.

L'abus du cidre est fort nuisible, et susceptible au plus haut degré, de déterminer des irritations prononcées de l'estomac. Au point de vue de l'alcoolisme proprement dit, il ne présente (à vrai dire), pas grand danger par lui-même, à cause de sa faible teneur habituelle en alcool. Malheureusement, cette faiblesse même est un excitant puissant à la consommation des eaux-de-vie de cidre, ou mieux de grains, calvados et pseudo-calvados, plaie vive de ces provinces, alcooliques par excellence : la Normandie, la Picardie, la Bretagne, qui sont également nos provinces à cidre !

Les buveurs de cidre, comme ceux de bière, deviendraient bien difficilement victimes des accidents de l'alcoolisme, vu la faible teneur en alcool de ces boissons fermentées. Mais ils ont, malheureusement, la fâcheuse habitude, pour rehausser cette faiblesse, d'ajouter ou d'intercaler des verres de gin, de schiedam, de hasselt ou du terrible calvados entre les bolées ou verrées de jus de pommes !

Le docteur Beaudoin est l'un des observateurs qui ont le plus parfaitement saisi les différences régionales de l'alcoolisme, qui exagère toujours le caractère normal individuel. En Bretagne, dit-il, l'ivrogne est triste, taciturne et brutal. A Paris il est politique et érotique; en Normandie bruyant et gai; dans le Midi vantard et bavard.

Le buveur de cidre ingurgite d'incalculables bolées; d'où, parfois, des accidents nerveux très graves, surtout en Bretagne. Les lésions décelées du côté de l'estomac, du foie et de l'intestin proviennent surtout des eaux-de-vie. Elles sont fréquentes en Normandie, où l'on coupe copieusement le café d'alcool de betteraves, et où l'on consomme des quantités énormes de ce café alcoolisé, qui remplace la boisson régionale dans les foires, marchés et assemblées, si multipliés.

Dans la basse Normandie, étudiée surtout par le docteur Devoisins, d'innombrables cabarets débitent, sous le nom d'eau-de-vie de cidre, les alcools les plus toxiques. Chaque habitant en boit annuellement soixante-trois litres en moyenne! D'où, ivresse sombre et farouche, abrutissante et dépravante, accidents épileptiformes, accès de suffocation cardiaque, catarrhes de l'estomac et de l'intestin, etc. Dans ces malheureuses contrées, la criminalité grandit tous les jours ; le nombre des enfants idiots augmente sans cesse, mais ce n'est pas la faute du pauvre cidre, boisson fermentée, à elle seule peu offensive, et bien digne du jugement que portait, sur elle, le vieil Olivier Basselin, en l'un de ses naïfs vaux-de-vire :

« S'il y a cidre excellent,
Bien souvent
On l'aime sur tout beüvrage.
Tu es, bon cidre orangé
Tout songé
Un bon meüble de mesnage ! »

Les cidres se divisent en trois catégories : le cidre *pur jus* ; le cidre légèrement *etendu d'eau* ; et enfin le *petit cidre* ou boisson courante.

Pour obtenir le « maître cidre », il faut le soutirer avec soin et autant de fois qu'il est nécessaire, en le clarifiant à l'aide du tannin, et préférablement du cachou. Préparé de cette manière, il se conserve bien et s'améliore étonnamment en bouteille[1].

Quant au « cidre mouillé », il faut le maintenir dans un fût complètement plein, et pour empêcher le liquide de s'acétifier, se servir de la bonde creuse ouatée de Pasteur.

Enfin « le petit cidre » se conserve peu, ne supporte pas le transport; il file, noircit et verdit aisément. On doit éviter avec soin, pour le mouillage, l'emploi des eaux de mares, ainsi que celui des eaux calcaires et ferrugineuses, qui noircissent le cidre. L'eau de pluie est la meilleure.

Le laboratoire municipal a adopté le type suivant de cidre pur au point de vue chimique :

[1] C'est à l'absence du tannin que les cidres anglais doivent leurs propriétés si capiteuses. Le tannin dans le jus de pommes joue le rôle de correctif, de modérateur de l'alcool : il est, de plus, indispensable à la bonne garde des cidres et à leur clarification antiseptique.

Alcool (en volume)	5 à 6 0/0
Extrait à 100° (par litre) . . .	30 gr.
Cendres totales	2 gr. 80

Ce type sert à déceler le mouillage des cidres, leur alcoolisation, leur sucrage, ainsi que les coupables additions de salicylates, sulfites, céruse et colorants artificiels, si dangereuses pour la santé publique.

CHAPITRE IX

LA DIPSOMANIE

« Presque toutes les folies sont marquées par la prédominance des instincts. »

(LACASSAGNE.)

CHAPITRE IX

LA DIPSOMANIE

Dipsomanie veut dire, en grec, *folie de la soif.* Les médecins désignent, par ce mot, une forme assez fréquente d'aliénation mentale. C'est un délire partiel, intermittent, une folie impulsive. Le malade est en proie à des accès, plus ou moins fréquents, mais impérieux et insurmontables, qui le poussent avec une force irrésistible, à abuser des liquides alcooliques.

Le caractère essentiel du mal est de se manifester par paroxysmes; le sujet est donc en proie à des alternatives de dépression et d'excitation ; sa folie affecte la forme spéciale dite *circulaire.*

Gardons-nous de confondre le dipsomane avec l'ivrogne ou avec l'alcoolique. L'ivrogne boit quand il en trouve l'occasion ; l'alcoolique est aliéné parce qu'il boit ; le dipsomane au contraire, boit parce qu'il est aliéné ; et il s'enivre toutes les fois qu'il est pris de son accès de folie. L'ivrogne aime à boire, tandis que le dipsomane boit malgré lui. L'alcoolique est un vicieux, un dégradé ; le dipsomane est un fou, un malade. Enfin l'alcoolisme a une marche continue ; tandis que la dipsomanie est une maladie essentiellement intermittente, périodique.

Cette folie éclate souvent chez des sujets jusqu'alors très sobres, et à existence très régulière, mais ayant une tare cérébrale héréditaire ; ou bien encore, elle survient comme prodrome de l'aliénation mentale confirmée. « Ce n'est, a dit Lasségue, la maladie ni des imbéciles, ni des gens de peu. » Quant aux autres causes, ce sont toutes celles que la médecine mentale invoque comme les raisons apparentes et banales de la folie en général. Toutefois, la dipsomanie est particulièrement fréquente chez la femme, surtout au moment de cette période infernale de sa vie qu'on appelle l'âge critique. Il faut remarquer, d'ailleurs, que ce désir impérieux d'alcool, cet état délirant et impulsif, tient de l'hystérie et de l'alcoolisme à la fois. La dipsomanie est, en effet, très fréquente, chez les tristes descendants des alcooliques. C'est pour cela, probablement, qu'elle est si commune en Angleterre, le paradis du gin! Elle s'y montre à tous les degrés de l'échelle sociale, et choisit, parfois, comme victimes, les jeunes filles du meilleur monde, les natures les plus droites et les plus vertueuses, infortunés et irresponsables échantillons des lois implacables de l'hérédité!

L'accès débute par des maux de tête, de l'insomnie, des idées noires, des étourdissements, un état d'anxiété indicible, avec désir étrange et impérieux d'absorber un liquide alcoolique.

Le malade recherche alors la solitude, et se cache pour se livrer plus aisément à son impulsion. Toutes les boissons lui sont bonnes, pourvu qu'elles soient fortes ; l'absinthe, l'alcool, l'éther, le vulnéraire, l'alcool de menthe, l'eau de mélisse, l'eau de Cologne, l'eau de Botot, l'alcool camphré, le vernis au tampon[1], et même de l'esprit-de-vin où macèrent des pièces anatomiques.

Le malade boit tout indistinctement, jusqu'au bout, jusqu'à ce qu'il tombe ivre-mort !

Pour satisfaire leurs impulsions irrésistibles, les dipsomanes vendent ce qu'ils possèdent ; ils volent, ils tuent même. « Rien ne les arrête, dit le docteur Magnan, dans l'une de ses remarquables leçons cliniques faites à l'asile Sainte-Anne. Il leur faut, à tout prix, une boisson alcoolique... Quand l'argent leur manque pour l'acheter, ils ne reculent devant aucun expédient ; les plus honteux ne

[1] On a signalé des cas d'étranglements internes dus à cet étonnant breuvage.

les arrêtent pas. Le vol, la prostitution, le crime même, tous les moyens leur sont bons pour se procurer une boisson excitante. » C'est ainsi qu'on voit des mères se prostituer pour quelques verres de whisky, et vendre ensuite leurs filles, ainsi que le *Pall Mall Gazette* nous en rapportait de récents exemples. N'en doutez pas, ce sont des observations de dipsomanes, justiciables de Bedlam... !

Son accès passé, le malade rentre dans l'état normal. Il a même le plus profond dégoût pour toute boisson forte, il a horreur de sa conduite ; il déplore hautement ses funestes tendances ; il prend, en pleurant, les plus touchantes et les plus fermes résolutions. Honteux et navré, il s'efforcera, en effet, sincèrement de ne plus sortir de la sobriété et de résister aux rechutes. Mais les impulsions irrésistibles se moquent bien de la volonté ! Le malade retombe forcément, après quelques semaines, ou quelques mois, dans une nouvelle crise. Magnan cite ainsi, entre autres observations curieuses, l'histoire, à double face, d'une dame du meilleur monde, se conduisant tantôt comme une épouse vraiment digne d'estime, tantôt roulant dans les orgies les plus abjectes. C'est souvent le hasard, le hasard seul qui fait découvrir la maladie, tant les sujets mettent d'habileté à se cacher pour satisfaire leur passion ! Parfois, l'intervalle des accès se rapprochant, ce sont les symptômes caractéristiques de l'alcoolisme (tremblements, pituites, hallucinations, etc.) qui attirent l'attention de la famille et provoquent un diagnostic médical !

La guérison complète de la dipsomanie est très rare. Il importe, toutefois, de savoir traiter rationnellement les malades. Le traitement de l'accès aigu se confond avec celui de l'alcoolisme. Quant au traitement de la folie de boire, il devra consister d'abord dans la séquestration. Il faut, à toute force, protéger le sujet contre lui-même, et l'empêcher de nuire aux autres. L'isolement sera prolongé plus ou moins longtemps, selon la facilité ou l'éloignement des rechutes; quand il n'aurait pour avantage que d'éloigner les crises, son utilité serait déjà appréciable [1]. Mais, l'isolement permet, en outre, de soumettre méthodiquement le sujet aux douches, de lui administrer des sédatifs (brômures, opium) ou des excitants (amers, strychnine), selon les cas; de recourir aux modificateurs de la nutrition

[1] Par la suggestion hypnotique, le docteur Ladame (de Genève) a obtenu, sur des dipsomanes et sur d'incorrigibles ivrognes, certains résultats curatifs. Ajoutée à l'internement, cette méthode peut, en effet, (ainsi qu'Aug. Voisin l'a prouvé) placer le malade dans un état cérébral favorable à l'efficacité des serments qu'il fait de ne plus succomber à ses funestes impulsions.

Le docteur Bartholow, qui a soigné beaucoup de dipsomanes, les soumet durant très longtemps au régime journalier des douches, et leur prescrit, trois fois par jour, vingt gouttes de la mixture suivante, dans de l'infusion de menthe poirée :

Teinture de capsicum.	16	grammes
— de noix vomique	32	—
	M.	

Nous avons employé fréquemment cette formule, et toujours avec avantage.

générale (arsenic,etc.) Le pronostic est grave, comme nous l'avons dit, et les rechutes sont fréquentes. Le dipsomane, toutefois, vit très vieux; il a une tolérance étrange pour l'alcool, probablement parce que ses tissus ne s'en imbibent point d'une façon continue, mais rémittente. Quant au traitement moral, il n'est hélas! le plus souvent, qu'illusoire. Aucun raisonnement ne tient contre cette abominable monomanie. L'impulsion du dipsomane est trop violente, trop impérieuse, pour que les supplications, les prières, le traitement moral le mieux combiné puissent être suffisants ou utiles. Le dipsomane est un être irresponsable, dégénéré, passible d'interdiction. Il est l'inconscient jouet de la folie...

CHAPITRE X

REMÈDES AU MAL

PRÉVENTION ET TRAITEMENT DE L'ALCOOLISME

« L'alcoolisme, voilà l'ennemi ! »

(J.-B. DUMAS.)

« Une loi qui modérerait l'abus des boissons alcooliques, loi d'un caractère de haute moralité, aurait, pour effets matériels, l'augmentation de la prospérité générale par l'accroissement de la vie des individus, la diminution des frais de justice et l'allègement des charges qui pèsent sur l'assistance publique. »

(Dr HYACINTHE KUBORN.)

« La médecine n'est rien, la médication est tout. »

(A. TROUSSEAU.)

CHAPITRE X

A. — LA PROPHYLAXIE DE L'ALCOOLISME

De tout temps, les peuples, considérant l'ivrognerie comme un fléau, édictèrent des pénalités contre l'alcoolisme. Chez les Juifs (race pourtant remarquable par sa sobriété) le prophète Daniel montre combien l'ivrognerie excite la colère de Jehovah. A Athènes, Solon punit de mort l'archonte ivre. A Sparte, Lycurgue, vingt et un siècles avant le phylloxera, fait arracher les vignes de son pays; un article évidemment plus éclairé, de sa législation, interdit aux époux (par une admirable prescience des phénomènes de l'hérédité) toute autre boisson que l'eau, le jour de la cohabitation maritale. Chez les Locriens, le vin n'est permis qu'aux infirmes. A Mytilène, Pittacus double les peines de ceux qui commettent un crime ou un délit sous l'influence de l'ivresse, etc.

Dans la Rome républicaine, le vin est interdit, avant l'âge de trente ans, aux hommes comme aux femmes. Les Capitulaires de Charlemagne défendent de provoquer à boire et à trinquer. Mahomet interdit le vin aux fidèles du Koran. François Ier émet, en 1536, l'édit suivant : « Quiconque sera trouvé ivre sera, incontinent, constitué prisonnier au pain et à l'eau pour la première fois; la seconde fois, sera battu de verges; la troisième, fustigé publiquement; et, s'il est incorrigible, sera puni d'*amputation d'un orteil* (!), *noté d'infamie et banni*. Si par ébriété, lesdits ivrongnes commettent aulcun mauvais cas, ne leur sera pas, pour cette occasion, pardonné, mais seront punis de la peine due au délict et davantaige pour ladicte ébriété. » François Ier, on le voit, n'y allait pas de main morte ! (Il n'était pas obligé, à la vérité, de s'appliquer la loi !)

En Russie, tout sujet trouvé ivre sur la voie publique est incarcéré, et condamné, dès qu'il a cuvé son alcool, à balayer les rues de la ville ; il n'est pas rare de voir ainsi, à Pétersbourg, des gens très bien mis, que la loi a transformés en balayeurs du grand monde ! En Suède, on isole le buveur et on lui prepare avec le *swesnka brantwein* tous ses aliments, jusqu'à ce que, dégoûté, il refuse absolument de manger. Sur 139 alcooliques traités ainsi par le docteur Schreiber en 1848, 128 furent guéris, 4 eurent des rechutes, 7 furent mis en danger mortel par le traitement.

En Angleterre, on a employé parfois, dans les *inebriates houses* et autres refuges d'ivrognes, une méthode assez analogue à la méthode suédoise. On émétise toutes les boissons du *pochard*, qui, vigoureusement incommodé, est pris de frayeur ; on en profite pour lui persuader que son corps ne pourra plus jamais supporter aucune boisson et rejettera tous les aliments, s'il ne guérit au plus tôt de son vice ignoble.

Inutile de démontrer que ces méthodes sont peu pratiques et difficilement applicables : elles n'ont, d'ailleurs, été mises en œuvre que d'une manière isolée...

*
* *

Il en est de même de l'abstinence complète et totale des libations alcooliques, abstinence préconisée par quelques intransigeants de bonne foi, tels que le docteur Drysdale, dont le zèle abstémique va jusqu'à nier l'utilité et l'action de l'alcool en médecine. Non. L'homme contemporain, quoi qu'on puisse faire, recherchera toujours l'agréable excitation produite par les boissons distillées ou fermentées... Comme l'a très justement exprimé le docteur Boëns : « L'eau pure, seule, sans condiments, sans arome, ne répond plus aux nécessités de l'existence humaine : A cette lampe qui se consume si vivement chaque jour, il faut des essences spéciales; à cet estomac, qu'on ne peut emplir outre mesure et qui doit fournir, sans cesse, tant de matériaux bien élaborés, il faut des toniques particuliers. »

Ce qu'il importe donc de combattre, c'est l'abus seulement. Aussi, la Société de tempérance, fondée, chez nous, en 1871, par J. Bergeron et par le regretté Lunier, se garda bien de prêter au ridicule par une action intempestivement exagérée, du genre de ces innombrables sociétés anglo-américaines, poussées, depuis cent ans, à l'ombre des « *gin palace* ».

La loi, peu féroce, votée à la même époque par l'Assemblée nationale, n'a pas eu grande action. Elle a, du reste, presque toujours, été mal appliquée et n'a guère servi qu'à augmenter l'arsenal des pénalités contre le pauvre, alors que le législateur devait plutôt réserver ses sévérités contre les classes dirigeantes, qui ont pour devoir de donner le bon exemple !

Cette fameuse loi de 1871, outre ses amendes, assez dérisoires, porte l'interdiction des droits civiques et de famille et du droit électoral, pour tout alcoolique avéré. La chose est rationnelle, dans un pays de suffrage universel, où la volonté de l'électeur doit être intelligente et libre. Quand la responsabilité est diminuée ou abolie, l'interdiction civile et judiciaire est, en effet, moralement exigible. Mais une semblable loi sur l'ivresse *publique* est, en somme, notoirement insuffisante et assez hypocrite, puisque cette loi dit tout simplement : « Grisez-vous, mais qu'on ne vous voie pas ! » Toutefois, en s'appliquant à l'ivresse manifeste, elle a, probablement, rendu quelques services en notre pays : car il n'est guère dans la nature du Français de se griser chez lui. Gasteræa, cette dixième muse, est, d'après Brillat-Savarin, la muse de la sociabilité et son origine est française : cela n'est pas douteux.

C'est même pour répondre à ce besoin de

rendez-vous (tout en poursuivant la campagne en faveur de la tempérance) que certaines sociétés religieuses ont fondé, dans les pays anglais, l'œuvre des *coffee-houses*, établissements où l'on ne vend que de la limonade, du chocolat, du thé et surtout du café. Une œuvre analogue existe en Suisse et rend à la cause de l'anti-alcoolisme de réels services, ainsi que nous le déclarait le pasteur Rochat, au meeting de l'Exposition universelle d'Anvers.

Le café de bonne qualité, par son action stimulante merveilleuse sur le cerveau, est, à la fois un antidote physiologique et un antidote social de l'alcool (docteur Poore). A Rio-Janeiro, ville de 500 000 âmes, l'alcoolisme, ce fléau des climats torrides, est à peu près inconnu, à cause de la grande consommation de café faite dans ce pays. Les immigrants finissent même (au dire de notre regretté collègue le baron de Thérésopolis), par contracter la haine des liqueurs et l'affection profonde pour le café, cette délicieuse infusion que les Brésiliens préparent si bien. L'exemple du Brésil doit être un enseignement pour notre vieille Europe. Au lieu de grever, comme vous le faites, le café de droits presque prohibitifs, dégrevez-le, messieurs du gouvernement ! Répandez-le ainsi dans la classe ouvrière, dans l'armée : il ne tardera pas, il n'aura pas de peine à détrôner l'alcool[1].

M. Ch. Wakely, secrétaire du *Band of Hope* de Londres, s'est appliqué à faire connaître comment, en s'adressant aux enfants, « ce semis de la patrie, » on peut, par l'abstinence complète de toute boisson enivrante, remporter sur l'alcool une véritable victoire. Laissant de côté toute «*transmutation* » législative, les « Bandes d'Espérance » s'occupent seulement de la *transmutation morale.* Elles comptent actuellement onze mille quatre-cent-soixante-

[1] Nous devons aussi espérer de l'acclimatation du *maté* en Europe un rôle anti-alcoolique analogue. (Voyez, pour détails, notre *Hygiène de l'estomac.*)

huit Sociétés britanniques, comprenant un million quatre cent quatorze mille neuf cent trente membres, *dont chacun a pris l'obligation de s'abstenir de toute boisson enivrante.*

Le pasteur Louis Rochat, président de la Société suisse de tempérance, croit aussi que, pour supprimer les effets il faut supprimer la cause, et que, pour n'être pas alcoolique, le mieux est d'être complètement abstinent. Selon lui, l'abstinence est la méthode curative, et à la fois le sûr levier pour préserver les indemnes et relever les contaminés. Il reconnaît, néanmoins, qu'il faut tâcher, dans certains pays (France, Suisse), de favoriser la production du vin naturel. On avait, paraît-il, accusé la Société suisse de tempérance (œuvre de la Croix-Bleue), de chercher à faire arracher les vignes. Cette société croit, au contraire, que leur destruction serait très fâcheuse, parce qu'elle ne ferait qu'augmenter la consommation du vin artificiel et des alcools. Plus tolérante que les Sociétés anglo-américaines, la Croix-

Bleue se souvient du mot de Pascal : « L'homme n'est ni ange, ni bête... »

Les Anglais sont arrivés, assurément, à des résultats, dans leur lutte de chaque jour contre les méfaits de l'alcool. Sans parler de leurs *bills* restrictifs contre les « gins palaces », dont la promulgation entrerait assez difficilement dans nos mœurs, ils poursuivent toujours très sévèrement le délit d'ivresse ; ils frappent de lourdes amendes les corps de métier qui doivent plus particulièrement s'adonner à la sobriété : cochers, aiguilleurs, etc. etc. La *Salvation army* et les *Good templars* vont, prêchant partout la tempérance, dans les bouges de White-Chapel, et répandant dans les écoles publiques les statistiques plus ou moins officielles du Royaume-Uni, démontrant les funestes effets de l'alcool... Dernièrement encore, le docteur Drysdale organisait, à Londres, une campagne contre les abus de l'alcool en médecine. On peut, en effet, soutenir que la médication tonique (lisez : *alcoolique*) est trop largement prescrite par nous aux convalescents, aux chloro-anémiques, aux femmes nerveuses, dont le goût est perverti. Le médecin devrait plutôt, dans bien des cas, refréner qu'encourager les impulsions maladives de ces divers sujets du côté des boissons alcooliques !

Chez nos voisins d'outre-Manche, les patrons commencent également à être très sévères à l'égard des ouvriers ivrognes. Dans beaucoup d'ateliers, la paye est faite le mardi, et l'on évite ainsi, paraît-il, les libations excessives du dimanche (on les restreint du moins). Des pénalités très dures frappent les auteurs de ces paris stupides poussant à la consommation rapide des spiritueux : si l'une de ces gageures (fréquentes chez les Anglais), est suivie de mort, le cabaretier est poursuivi pour homicide par imprudence. L'exemple de ces diverses mesures, très pratiques, de prévention, serait, croyons-nous, des plus utiles à suivre, en tout pays...

De même, les gouvernements devraient tendre à favoriser, partout, la consommation des boissons fermentées au détriment de celle des boissons distillées. De deux maux, prenons le moindre, et admirons l'Amérique remplaçant, au grand bénéfice de sa santé publique, le whisky par la bière allemande! Suivons l'exemple de la Suède et de la Hollande établissant des licences élevées pour tous les débitants d'alcools. Encourageons les cabarets à bière si nous voulons fermer les temples de l'*amylisme!* fondons des *cuisines ouvrières*, analogues à celles de Stockholm et de Gothenborg, à ces loges de *God-Templars* (bons Templiers), où l'ouvrier ne trouve pas d'eau-de-vie, mais de la viande, de la bonne bière, du lait, du café, du thé, etc. En effet, ne serait-il pas possible d'arriver, par l'établissement de sociétés coopératives de consommation, à remplacer les boissons usuelles des marchands de vin par du café, des vins naturels, de la bonne bière, etc.? La publication de brochures de propagande, almanachs, manuels, etc., a également rendu, en Angleterre et aux États-Unis, de signalés services. Il faut enfin « prêcher » au début les alcooliques et les envoyer au médecin, qui les convaincra plus aisément des avantages hygiéniques de la sobriété, et en fera parfois de robustes soutiens pour la grande cause de la tempérance[1] !

L'ouvrier est dominé par ses habitudes, insouciant du lendemain et d'une grande faiblesse de volonté. Entraîné par l'inconduite de son milieu et par la promiscuité de l'atelier, il obéit, assez facilement, au sot amour-propre de suivre ses camarades au cabaret.

(1) Les récompenses solennellement distribuées aux tempérants produisent les meilleurs résultats pratiques, ainsi que l'a constaté, maintes fois, M. Robyns, le dévoué trésorier de la Société française de tempérance. Ne pourrait-on pas, également, grâce à l'intervention des pouvoirs publics, introduire l'*alcoolisme* dans les statistiques officielles de la *mortalité*, dont l'immense publicité jouerait assurément un rôle de prophylaxie des plus utiles? *Initium sapientiæ mortis timor!...*

Mais (il faut bien le dire aussi), l'eau-de-vie devient un agent d'épargne presque indispensable, pour celui qui doit produire un travail considérable, avec la nourriture insuffisante qui constitue, le plus souvent, l'ordinaire de l'ouvrier. Il ne s'agit donc pas seulement, pour empêcher celui-ci de boire, de développer chez lui l'instruction, l'éducation et la morale. Il faut, d'abord, abaisser les impôts de consommation qui pèsent si lourdement sur les classes travailleuses, et rendre bon marché le pain, la viande, le vin, la bière et toutes les denrées de première nécessité. Alors, l'on pourra mettre fin à la funeste passion de l'alcool. L'origine de cette passion se trouve, en effet, souvent (c'est la physiologie qui parle) dans un besoin plus ou moins conscient, de l'organisme, besoin contre lequel les idées les plus morales de devoir et d'abnégation viendront fatalement se briser sans retour.

Cela ne veut pas dire qu'une large place ne doive être faite à l'instruction populaire. La multiplication des caisses d'épargne et des caisses de retraite, le bon fonctionnement des associations de prévoyance et de secours mutuels, qui excitent la dignité et l'amour-propre ; les sociétés de tempérance, les sociétés d'encouragement au bien, les sociétés de coopération, cuisines populaires, cercles ouvriers, restaurants économiques et philanthrôpiques : toutes ces fondations (dont quelques-unes ont rendu à notre voisine, la biblique et hypocrite Angleterre, les plus réels services), sont autant de barrières propres à arrêter la marche envahissante de l'alcoolisme. La plupart de ces associations poussent, du reste, à la consommation des boissons agréables et saines; qui sont les antagonistes et comme les antidotes de l'ivresse toxique. L'enfant, dit Woodsworth, est le père de l'homme ; si les instituteurs voulaient, les écoles deviendraient les meilleurs foyers de propagande anti-alcoolique, non seulement par les exercices de lecture, d'écriture et par les *leçons de choses*, mais encore par l'organisation d'excursions scolaires dans les prisons et dépôts de mendicité. Toujours l'exemple des ilotes se grave dans la cire molle du cerveau de l'enfant, être qui vibre à tout !

Pourquoi également ne pas donner aux élèves des devoirs, des dictées et des leçons sur la tempérance, leur imposer des narrations et même des problèmes concernant l'ivrognerie? Pourquoi ne pas les habituer à la vie familiale et à l'épargne, en fondant des caisses scolaires pour les élèves, comme M. Cochery fondait jadis des caisses d'épargne postales? Pour les adultes, on multiplierait les conférences et les brochures populaires : on ne marchanderait pas les encouragements et les récompenses aux abstinents, si l'on voulait réellement lutter contre le fléau ! « Paris, comme dit le docteur Jules Lafage, s'éveille et se couche le verre à la main. » Croyez-vous que les industriels, les gouvernements, les classes qui s'intitulent *dirigeantes*, fassent vraiment leur devoir? L'ouvrier boit pour oublier son existence de paria, de damné. Rendez-le heureux; augmentez son salaire, diminuez son temps de travail, moralisez-le surtout *par la contagion de l'exemple,* et vous l'arracherez ensuite facilement à l'assommoir! Le jour où vous l'aurez armé pour la lutte contre ses misères, le jour où vous lui aurez fait voir nettement que l'alcool est incompatible avec la raison et la dignité humaines, ce jour-là, les distilleries ne travailleront plus pour la confection des cirrhoses à venir et pour la vente en bouteilles de l'aliénation mentale!

Il est incontestable que certaines professions influent beaucoup sur le développement du mal.

Les travaux corporels exigeant un grand déploiement de forces, exposant aux intempéries de l'air, à un feu très ardent, etc., favorisent incontestablement l'alcoolisme. Il faudra donc, dans ces divers corps de métiers, remplacer, par des boissons excitantes, mais inoffensives, les boissons distillées ou fermentées de mauvaise qualité. D'autre part, la vie sédentaire, oisive, désœuvrée; le métier d'aubergiste, les mauvais conseils poussent souvent aussi dans cette voie néfaste de l'empoisonnement par l'alcool. A ces causes, s'appliquent (on le conçoit) divers remèdes, moraux et physiques, difficiles à développer. Les hommes qui se livrent aux travaux intellectuels devront également résister à ce besoin de *stimulus*, à cette recherche des excitants, qui envahit assez volontiers les cerveaux surmenés. Ils se rappelleront que l'alcool est particulièrement nuisible aux sujets sédentaires, dont la faible dépense musculaire et les fonctions peu actives du poumon et de la peau n'utilisent que *très insuffisamment* le poison ingéré.

Dans les basses classes, le remède social contre l'alcoolisme consiste dans les *réformes économiques*. Il serait urgent d'abaisser les impôts alimentaires et d'améliorer la nourriture du peuple. Alors, dit Michel Lévy, « il sentira moins le besoin des stimulations irrégulières, qu'il cherche dans les cabarets ». Il est évident aussi que les progrès de l'instruction, en initiant l'homme du peuple à des jouissances plus relevées, combattent assez utilement le fléau, malgré l'opinion de M. Cauderlier, qui prétend qu'en un tour de main, « le cabaret défait ce qu'a fait l'école. » C'est parce que l'école ne fait point tout ce qu'elle doit[1].

Nous croyons peu à la puissance législative pour la répression de l'alcoolisme, sauf pourtant (cela est trop évident), sauf lorsque la loi s'applique à combattre la falsification. C'est le cas ou jamais de répéter le fa-

[1] Si l'École enseignait vraiment la tempérance, pensez-vous que « l'idéal des adolescents, non seulement parmi les apprentis, mais même parmi les collégiens, serait d'avoir un jour d'ivresse », ainsi que le constate justement le regretté docteur Dally ?

meux : « *Quid possunt leges sine moribus?* »

Les lois contre l'alcool sont peu pratiques, dans notre société démocratique, parce que le peuple dirait avec raison qu'elles sont dirigées contre lui seul, et que les riches, gavés de vins fins, veulent lui arracher l'eau-de-vie, son unique jouissance. Aux riches donc à prêcher d'exemple !...

* * *

Au meeting d'Anvers (1885), le docteur Barella a proposé très justement de forcer les patrons à payer les ouvriers chaque semaine, et non plus tous les quinze jours ; de cette façon, les travailleurs échapperont, en partie, à l'exploitation (par le crédit) du cabaretier. Notre savant confrère demande aussi la fermeture des cafés à heure fixe, notamment dans les villes universitaires, « où l'alcool a fait verser déjà bien des larmes et bien du sang, » les étudiants contractant, avec la plus grande facilité, d'ignobles habitudes d'intempérance !

Certains pays ont pris d'excellentes mesures contre l'alcool. En Hollande, la loi punit le débitant qui donne à boire à un homme ivre ou à un sujet de moins de seize ans. Le débitant paye une taxe élevée, et approximativement proportionnelle à son chiffre d'affaires. A Gothembourg en Suède, la loi interdit au cabaretier de vendre à boire sans servir en même temps à manger. En Angleterre, M. Gladstone a proposé de faciliter l'entrée des vins, pour diminuer la consommation des spiritueux. Un autre membre du Parlement anglais a proposé de permettre à chaque commune de limiter elle-même le nombre de ses débits.

Les socialistes allemands croient, avec raison, qu'il faut, pour diminuer l'alcoolisme, améliorer le logement de l'ouvrier et dégrever de tout droit les céréales et les aliments indispensables au travailleur. Le docteur Lancereaux a proposé au congrès d'Anvers de surveiller la fabrication des boissons alimentaires peu ou point nuisibles, telles que le vin, le cidre, la bière et d'empêcher, à tout prix, les falsifications de ces boissons. Quant aux alcools nuisibles, eaux-de-vie de grain, alcools mêlés d'essences, etc., il faut les frapper de droits élevés et chercher à les transformer en les améliorant ou en les débarrassant de leurs parties nocives.

L'État a évidemment le devoir de veiller sur la santé publique. Il doit être armé des pouvoirs nécessaires et suffisants pour interdire la consommation des eaux-de-vie toxiques, pour surveiller les alcools mêlés d'essences et traquer enfin ces affreux breuvages vendus sous le nom de vins, ces cidres avariés et toxiques, ces bières salicylées, autour desquelles on n'a fait peut-être tant de bruit que pour des raisons de chauvinisme étroit. Au point de vue de la santé nationale, le plus pressé est de veiller aux fraudes, si nombreuses, sur les vins, et d'empêcher, par tous les moyens, les mélanges de boissons fermentées et de boissons distillées (vinage, etc.); pour les liqueurs, il faut exiger qu'elles soient préparées par infusion ou macération et distillation, et non par solution de redoutables essences dans des alcools plus ou moins toxiques! Quant aux bières *allemandes ou autres*, ce sont encore les moins falsifiées et les moins nuisibles de toutes les boissons alimentaires. La fraude les envahit, il est vrai, depuis peu, et les envahira d'autant plus que leur consommation est davantage appelée à s'étendre. Mais, actuellement, le mal est ailleurs.

L'État peut-il monopoliser la fabrication des boissons alcooliques, comme l'ont proposé en France Lombard, et récemment, Alglave? Nous ne le croyons pas. Son rôle doit se borner à augmenter les droits d'entrée et surtout *ceux de débit*, pour enrayer la consommation sur place. Les Anglais ont procédé ainsi, à l'aide de *bills* restrictifs contre les débitants, et en faisant, avec un soin remarquable, surveiller la pureté des boissons par les *officers of health's* et *publics analysts*. Il est évident qu'on peut trouver, à l'imitation de la Hollande et de la Suède, un système légal, par lequel l'État frapperait d'un impôt l'alcool de consommation, tout en dégrevant, avec certaines garanties, l'alcool industriel. Voilà ce qu'il faut chercher, et non la monopolisation de l'alcool par l'État. Voyez la Suède, envahie par le fléau alcoolique, du jour où Gustave III, pour accroître ses ressources fiscales, mit la main sur le monopole des eaux-de-vie!

Mais ce monopole aurait, du moins, pourra-t-on dire, l'avantage de déconcerter la fraude? Oui, à moins qu'elle ne la stimule! Et puis, n'y a-t-il pas quelque chose de répugnant dans cet *état-mastroquet*, complice de l'ivrogne, dont M. de Bismarck proposait dernièrement (on sait avec quel succès), la réalisation, devant le Reichstag allemand, estimant que ce système jetterait plus d'un milliard dans les coffres du fisc?...

Si nous nous plaçons non à un point de vue d'utilité financière, mais au point de vue seul de l'hygiène et de la santé publiques, nous dirons nettement : pour tuer l'alcoolisme, il faut favoriser la consommation des boissons fermentées (vin, bière), au détriment de celle de l'alcool et des boissons distillées, infiniment plus nuisibles. Mais il faut, avant tout, veiller à empêcher les additions d'alcool aux vins : sans des précautions infinies contre les vins *vinés*, nous arrivons à boire, sous le nom de *vins*, des boissons amyliques très dangereuses. C'est ainsi que M. de Bismarck a pu s'écrier, avec cynisme, devant le Reichstag : « Tous les mauvais alcools que vous fabriquez en Prusse sont bus par les Français sous forme de vin. » Le bon chancelier exagérait (heureusement) dans le but louable de faire cesser sa détresse financière et d'enlever le vote de son projet de loi. Mais malheureusement, sa boutade renferme presque autant de vérité que nos vins falsifiés renferment d'alcool de grain !

Le mouillage des vins doit être aussi énergiquement combattu que le vinage, dont il est le proche parent. En effet (ainsi que le dit très justement notre savant chef du laboratoire municipal, M. Charles Girard), pour que le vin puisse supporter l'eau, on l'additionne toujours préalablement d'alcools à bon marché, nuisibles et toxiques. L'hygiéniste approuve, d'ailleurs, par avance, tous les efforts que feront les gouvernements pour la diffusion des vins naturels : car il sait que l'alcoolisme est spécial aux pays qui boivent des alcools d'industrie, et toujours en raison inverse de la consommation du jus de la vigne.

De plus, en favorisant les vins naturels, c'est autant que vous prenez sur l'ennemi, qui est le fabricant de liqueurs frelatées. Le Français, on l'a remarqué, est petit mangeur; il a conséquemment le cerveau beaucoup plus inflammable par l'alcool que l'Anglo-Saxon phlegmatique. Raison de plus pour que les pouvoirs publics surveillent nos boissons alimentaires et poursuivent, partout où ils se cachent, les sophisticateurs!

Quant aux mesures *fiscales*, on peut craindre également qu'en enrayant la fabrication, elles ne rendent les liqueurs distillées plus chères et plus mauvaises. Mais il est possible, par des patentes élevées, et par certaines mesures prises contre les vendeurs et les débitants, de diminuer, indirectement, le nombre des débits, et par conséquent les tentations des ivrognes. Si chaque cabaretier était obligatoirement muni d'un certificat de bonne moralité et porteur d'une licence sévère, révocable à volonté; s'il lui était interdit de rester ouvert à des heures tardives, de s'établir à proximité des casernes, etc., on ne contemplerait point autant d'ivrognes. Aux dangers sans cesse croissants de l'empoisonnement par l'alcool, il ne saurait y avoir qu'un remède. Il consiste (ainsi que nous l'avons dit) à favoriser la vente des boissons fermentées, vin, bière ou cidre de bonne qualité et non falsifiées. Pour cela, la police sanitaire doit surveiller ces boissons et ceux qui les détaillent, et réprimer énergiquement les falsifications. Quant à l'État, il a le devoir d'abaisser au plus vite les impôts qui pèsent lourdement sur ces liquides usuels de la table.

Il faudrait surtout réformer sans retard le système inique, anti-démocratique, des droits d'entrée parisiens. Voilà pour nos édiles, un utile combat, qui vaut bien des luttes politiques en apparence plus importantes. Tous les bons esprits devraient se mettre à la remorque de notre éminent confrère Yves Guyot, et s'atteler, pour ainsi dire, à la suppression de l'octroi.

Selon le docteur Riant (les Irresponsables) l'alcool servirait fréquemment de prétexte à l'exploitation de la misère : « Sur les douze mille garnis de Paris, comptant plus de deux cent cinquante mille locataires, il en est un grand nombre où les ouvriers n'obtiennent aucun crédit pour le payement si élevé de leurs loyers, s'ils ne consomment une quantité d'alcool vendu par le maître du garni. » Voilà un infâme trafic que les pouvoirs publics devraient aussi avoir à cœur de faire cesser.

En 1871, l'Académie de médecine répandit dans les ateliers, les prisons, les bibliothèques populaires, les hôpitaux, etc., de très claires propositions sur les dangers de l'alcool. Mais, en 1880, le phylloxera avait détruit le tiers des vignes françaises; nos marchés étaient inondés subitement par les alcools d'industrie les plus impurs, qui venaient, au grand détriment de la santé du peuple, remplacer les produits issus du vin! L'usage de l'eau-de-vie est, en effet, plus souvent l'effet de la misère que sa cause, ainsi que le soupçonnait l'illustre Liebig. A Paris, l'improportionnalité de l'impôt sur les boissons est monstrueuse. La pièce de vin à 15 degrés paye, invariablement et quel que soit son prix, 18 fr. 87 c. 1/2 par hectolitre : d'où il suit qu'une pièce de vin supérieur (à

1,000 francs les 225 litres, par exemple) ne supportera qu'un droit de 4 francs 25 pour cent de sa valeur, alors que la pièce achetée 100 francs payera 42 fr. 47 d'impôt. A ce taux, on peut dire nettement, avec M. Coste, que l'État et la Ville sont complices de tous les effets désastreux de l'alcoolisme. Qu'arrive-t-il en effet? On falsifie partout. Au lieu d'un vin léger, naturel, rafraîchissant, stimulant et gai (que le travailleur est trop pauvre pour s'offrir), le débitant sert un vin lourd, alcoolisé, coloré artificiellement, mouillé ensuite et, au total, *imbuvable*. L'ouvrier, auquel le travail donne, selon l'expression de M. Martin Nadaud, soif d'un liquide réparateur, ne trouve plus dans la boisson frelatée précédente une saine stimulation : il la cherche alors dans l'alcool et l'absinthe, et il trouve l'ivresse toxique. Ah! que Balzac avait raison d'appeler le fisc « la chose stupide et antisociale par excellence! »

Si l'on voulait dégrever les boissons de ménage et permettre ainsi à la ménagère la lutte contre l'*assommoir*, il faudrait (et cela serait peut-être suffisant) imposer davantage les boissons de luxe; on pourrait alors atténuer et même supprimer, selon la proposition Guyot (du Rhône), les droits sur les vins, cidres, bières, poirés, vinaigres et hydromels, en augmentant parallèlement les droits sur l'alcool de consommation.

Mais l'alcool est le grand électeur : demandez donc à nos députés de toucher un cheveu à la tête des marchands de vin!

*
* *

Il y a quelques mois, pourtant, sur l'initiative de M. Rouvier, une commission extraparlementaire était nommée pour étudier les réformes du régime des boissons, afin de remédier à cet empoisonnement lent et inconscient des populations par les alcools impurs et frauduleux, aujourd'hui si répandus dans le commerce, et partout substitués aux eaux-de-vie de vin. Seize milliards de petits verres d'alcool de ce genre, annuellement consommés, au détail, si nous en croyons les chiffres de M. Claude! Pensez-vous qu'il soit temps, comme on dit, d'*arrêter les frais*, et de prendre enfin des mesures antidotiques?

Il y a, en France, 600,000 bouilleurs de cru, trouvant moyen de vendre en fraude plus d'un million d'hectolitres d'alcool : opération qui enlève au Trésor une somme annuelle de deux cents millions de francs environ. Le mal ne serait pas irréparable, si la santé publique n'était, hélas! la première victime de ces fraudes... C'est assurément un devoir étroit pour nos gouvernants que de remédier à un semblable état de choses, d'autant plus qu'en France, ainsi que le démontrent des documents statistiques indéniables, la carte de l'alcoolisme se confond avec celles de l'ignorance et de la misère. On peut dire que celui qui fermerait cette plaie, vive surtout dans la classe ouvrière, préparerait le complet relèvement du suffrage universel dans notre pays, et augmenterait, dans d'énormes proportions, le bonheur et la richesse de la nation française...

En effet, M. Claude, le regretté sénateur des Vosges, a groupé, dans son enquête officielle, des chiffres véritablement effrayants. Il y a aujourd'hui, en France, plus de quatre cent mille débits de boissons, soit un débit pour quatre-vingt-quatorze habitants : là se consomment, annuellement, quatre millions d'hectolitres d'eau-de-vie à 4 francs le litre, soit un milliard et demi de francs de petits verres[1]. Qui oserait dire, après cela, que la moralité et l'hygiène ne rendent point, chaque jour, plus urgente, une réforme financière, d'abord, un contrôle sanitaire ensuite? M. Claude propose, avec raison, à l'adoption de la Chambre haute, d'interdire la circula-

[1] Le cabaret, comme la vermine, s'attache, de préférence, aux populations misérables, ainsi que l'avait très bien vu Toussenel.

tion de tous les alcools, eaux-de-vie, liqueurs reconnus (par une analyse chimique *obligatoire*) comme nuisibles à la santé. Quant aux alcools dits *supérieurs*, si profondément toxiques, ils devront être entièrement éliminés dans la fabrication des spiritueux en général. L'alcoolisation des vins ne pourra être opérée qu'avec l'alcool pur, le degré normal de ce liquide ne dépassant pas 12°. La commission ajoute, enfin, que « le sucrage des vins doit toujours être préféré au vinage, lors même que celui-ci serait pratiqué avec de l'alcool chimiquement pur ».

Le récent projet de loi allemand concernant la vente du vin est plus explicite encore. Il interdit, comme nuisibles à la santé, l'usage de baryum, de plomb, de magnesium, d'acide salicylique. Il exclut la glucose non cristallisée, ainsi que la glycérine, du sucrage des vins, et interdit absolument, pour leur coloration, la cochenille-kermès ou graines d'écarlate et les couleurs aniliques. Il va sans dire que nous approuvons sans aucune réserve ces excellentes dispositions du conseil fédéral de l'Empire.

Pour restreindre le mouillage des vins et par conséquent le vinage (qu'il est destiné à favoriser), une modification de l'assiette de l'impôt est indispensable. Si les droits de régie étaient proportionnels au taux alcoolique du vin ; si le vin à 16°, par exemple, supportait un droit double de celui à 8, le mouillage serait rapidement abandonné comme une opération trop peu lucrative.

Alors disparaîtraient, peu à peu, de la consommation, ces vins infâmes, additionnés d'alcools impurs, ces breuvages étendus d'eau, sans aucune valeur alimentaire, qui subissent avec la plus grande facilité la fermentation acétique, et produisent sur nos malheureux tubes digestifs les troubles les plus graves ! Quant au plâtrage des vins, il est également dangereux pour l'économie, ainsi que M. Marty le déclarait récemment à l'Académie de médecine, à la suite d'expériences personnelles : il est certain que les sulfates neutres de chaux et de potasse ont une action funeste sur l'estomac et y causent des crampes, des brûlures pénibles, un malaise digestif intense, etc.

On peut dire du bon vin ce qu'un membre de la Chambre des communes disait de la bière forte : « C'est à la fois, un aliment, une boisson et un vêtement. » Il est donc d'une haute importance de surveiller et de protéger efficacement la fabrication des boissons fermentées, véritables antagonistes, sinon antidotes, des produits toxiques et dégradants de la distillation. Quant aux moyens pratiques de diminuer les débits d'eau de-vie, ils consistent en une réglementation sévère, analogue à celle qui existe en Suède et en Hollande.

Le fisc devrait exiger (ainsi que nous l'avons dit déjà) des débitants d'eau-de-vie un cautionnement et une patente élevés, quoique proportionnels à l'importance de leur commerce de détail. Ce serait là le seul moyen de restreindre l'alcool *de consommation*, tout en ne frappant point, en dégrevant même, (comme le réclament nos industries en souffrance, et l'industrie des produits pharmaceutiques) l'alcool *industriel*, aussi intéressant que l'autre est ignoble...

Comme l'a très bien dit M. A. Laurent : « le cabaret fait le buveur bien plus que l'alcoolique ne fait le cabaret. » C'est en réglementant cette profession, insalubre au premier chef, de cabaretier, que vous arrêterez le buveur sur le chemin de l'hôpital ou de la folie.

Nous lisions dernièrement les observations recueillies, dans ces dernières années, en Basse-Normandie, par le docteur Devoisins: c'est absolument navrant. L'alcool règne en maître absolu dans ces régions, et il y accomplit, plus que partout ailleurs, son œuvre de mort ; la population diminue effroyablement, pendant que l'idiotie, la scrofule et la criminalité augmentent sans cesse. L'eau-de-vie de cidre y produit son ivresse sombre et farouche ; elle est consommée à l'énorme dose annuelle de 43 litres par habitant, ce qui fait dire à notre confrère témoin de ces horreurs : « Un alambic fait plus de mal que dix canons. »

L'impôt sur les alcools de consommation est absolument indispensable, dans un pays démocratique ; car l'alcool est le poison du peuple, l'élément le plus actif de l'abrutissement des masses, la cause avérée des maladies, du suicide et du crime, la raison de la dégénérescence des individus et des nations. L'alcool est le chemin de l'hôpital, de l'asile, de la prison et de la Morgue. Si l'on songe que le budget de l'Assistance publique équivaut à peine au dixième des boissons alcooliques consommées par la population parisienne annuellement, on conviendra que la multiplication des cabarets est une véritable calamité nationale, et que leur diminution, par voie d'impôt, constitue l'un des plus éclatants *desiderata* de l'hygiène publique. Or, il n'est pas bien difficile d'assujettir, légalement, les débits qui vendent au détail les boissons distillées à une patente supérieure à celle des débits où l'on consommerait uniquement les boissons fermentées. Cette patente, que garantirait le versement obligatoire d'un cautionnement, fournirait, en même temps que de nouvelles ressources au Trésor, la méthode préventive la plus pratique contre l'extrême pullulation des cabarets.

*
* *

Avant de passer à l'étude du traitement curatif proprement dit de l'alcoolisme confirmé, disons encore quelques mots des mesures à prendre par la Société contre les ivrognes de profession.

Nous savons combien il est difficile d'avoir une action réelle sur le désir de boire, qui est une manière de perversion mentale, au-dessus des ressources rationnelles de la morale et de la médecine. Aux États-Unis, cette terre bénie de l'alcoolisme, où les classes dirigeantes donnent, dans les *bars* et les *saloons*, les plus effroyables exemples d'intoxication, — ce ne sont pas les Sociétés de Tempérance qui ont eu le plus de succès dans la répression du mal. Ce sont ces asiles luxueux, destinés à traiter (et à effrayer surtout) les alcooliques : 40 p. 100 de ces malades y trouvent leur guérison. Les *asiles pour buveurs habituels* remplissent donc une lacune, laissée par le législateur, entre la maison de fous et la maison d'arrêt, entre l'hospice et la prison. Nous avons toujours été étonné de ne point voir les nations d'Europe suivre l'exemple donné depuis longtemps, en ce sens, par le Massachussets. Pourquoi ne pas adopter ces sortes de pénitenciers-hôpitaux pour les fous criminels, où l'alcoolique est enfermé, soit comme malade, soit comme prisonnier (suivant la nature de ses actes), et maintenu, pendant un laps de temps suffisant, en traitement et en observation ? Une semblable institution (si nous en croyons les *Sanitarian Reports* du *Board of Health* du Massachussets) recèle en elle-même une puissance réelle complète de cure et de régénération des buveurs endurcis. Elle ne serait pas déplacée chez nous : tous ceux qui lisent les faits divers et les comptes rendus des tribunaux peuvent en convenir, s'ils sont sincères. La place des alcooliques criminels n'est ni à Bicêtre ni à la Roquette : il y a quelque chose de spécial à construire pour ces êtres spéciaux, dont la raison a été soudainement obscurcie par l'empoisonnement alcoolique : ce sont évidemment des sujets à enfermer, mais aussi des malades à guérir.

Le docteur Croothers, qui vient de publier une remarquable étude sur les hôpitaux d'ivrognes de l'État du Maine, nous donne également, à leur sujet, des statistiques fort encourageantes. Sur trois mille cas, trente-cinq pour cent ont été guéris d'une façon définitive et la plupart présentaient pourtant des lésions avancées. Ces résultats sont de nature à appuyer la proposition, récemment faite au Sénat, sur cette question, ainsi que le vœu émis par le dernier congrès d'hygiène de Vienne :

« Il est à désirer que les buveurs en traitement médical dans un hôpital ou dans une maison de santé et qui sont à la veille de sortir de l'établissement, puissent encore subir un stage dans une section spéciale, dans laquelle ils seraient préparés à mieux résister aux tentations de la boisson. »

B. — LE TRAITEMENT MÉDICO-PHARMACEUTIQUE. — Nous voulons résumer ici seulement les principales médications dirigées contre l'alcoolisme, mais sans insister plus que ne le comporte une œuvre surtout destinée à la vulgarisation.

Le traitement de l'*alcoolisme aigu* ou *ivresse* se résume généralement ainsi : repos au lit; favoriser le vomissement. Si ce dernier n'avait aucune tendance à se produire, on donnera à l'ivrogne du thé et du café, ainsi qu'une potion gommeuse avec quinze gouttes de laudanum de Sydenham et quatre grammes d'acétate d'ammoniaque. Des lotions vinaigrées ou des sinapismes, promenés sur la peau, aideront à l'élimination du poison par le tégument externe. Un lavement au gros sel rétablira le fonctionnement intestinal, en excitant les contractions du tube digestif et en chassant ainsi l'alcool non encore absorbé. Si l'ivresse s'accompagne d'angoisse respiratoire et de palpitations, on frictionnera le malade avec :

Teinture éth. de digitale } āā p. æq.
— ammon. d'opium }
M. S. A.

Imbiber de cette mixture une brosse de flanelle et frotter vigoureusement, sur le tronc principalement et sur la poitrine (Monin).

Les lavements de café joints aux frictions et aux massages ont arrêté fréquemment des états de collapsus qui pouvaient être mortels.

Dans l'ivresse de la bière, Boëns recommande particulièrement de faire transpirer le malade au lit, à l'aide de briques chaudes, et de lui donner, dans une infusion chaude de café très fort, une cuillerée à café d'un mélange de sulfate de soude et de carbonate de magnésie, par parties égales. Schlosser prescrit, toutes les cinq minutes, dans ces cas, une cuillerée à soupe de la potion suivante :

Eau distillée.	180 gr.
Acide chlorhydrique dilué. . .	XX gouttes
Pepsine en pâte.	2 gr.
M. S. A.	

Chez les ivrognes de bière de Munich, Boëns conseille, avant le repas, l'un des paquets suivants :

Carbonate de magnésie	ãã 2 gr.
Carbonate de fer	
Poudre de quinquina rouge	
— de rhubarbe	
M. et div. en 20 paquets.	

Dans les *formes sur-aiguës* de l'ivresse, il

faut administrer des purgatifs et des vomitifs énergiques, recourir même à la sonde œsophagienne, au tube de Faucher et à la pompe de Küssmaul, pour éliminer l'alcool non absorbé. S'il y a des accidents comateux, faire des affusions froides, appliquer des dérivatifs aux extrémités, et donner un lavement purgatif; s'il y a tendance à l'asphyxie, appliquer le marteau de Mayor et faire la respiration artificielle.

Le *capsicum annuum* a été très vanté par les médecins russes et anglo-américains, qui ont souvent à soigner les accidents comateux de l'ivresse. J'ai trouvé avantageux de l'unir à l'eau de laurier-cerise, qui a des effets stimulants diffusibles de premier ordre (Drusus avalait, dit Tacite, des amandes amères pour se dégriser : on voit que les effets de la médication cyanique ne sont point une innovation).

Formule (Monin)

Teinture de capsicum.	20 gr.
Eau de laurier-cerise.	10

M. S. A.

(Dix gouttes, toutes les heures, dans un peu de thé très sucré.)

L'ail et l'asaret (Smirnoff) sont très usités en Russie, où l'on emploie couramment, contre l'ivresse, les deux formules :

Vinaigre de vin.	500 gr.
Oxymel scillitique.	15
Carbonate d'ammoniaque. . . .	15
M.	

Une cuillerée toutes les heures.

Décoction de racines d'asaret. .	180 gr.
Teinture de valériane.	10
Sirop d'écorces d'oranges. . . .	20
Laudanum Sydenham.	XX gouttes.
M. S. A. (mêmes doses).	

Dans l'absinthisme aigu, l'administration du chloral et de l'opium à hautes doses a fourni fréquemment les moyens de lutter contre l'insomnie, les crampes et les cauchemars. C'est le cas ou jamais de s'écrier avec le vieillard de Cos : « *Divinum est opus sedare dolorem.* »

On peut prescrire, toutes les heures, une cuillerée de la potion suivante (Monin) :

Sirop de morphine	}	ãã 100 gr.
— de gentiane		
Hydrate de chloral		5 gr.
Teinture d'asa fœtida. . .		XXX gouttes.

M. S. A.

Si cette potion ne suffisait à assurer le repos et le calme, on aurait recours aux injections sous-cutanées de morphine.

Le *delirium tremens* se traite par l'isolement absolu dans un local capitonné. On soumet le malade, d'abord, à une purgation saline, puis à des bains tièdes prolongés. Comme régime, lait, bouillon et eau rougie. Pendant l'accès, on administre au sujet, selon la méthode de C. Paul, dix gouttes de laudanum, toutes les heures, jusqu'à complète accalmie. Quarante à cent gouttes sont ordinairement nécessaires. Il va sans dire que l'on reprend le traitement, en cas de récidive. Si le delirium se prolonge, on donne tous les jours un lavement à l'eau savonneuse, et l'on soutient, par le thé de bœuf, très épicé, l'énergie du malade. En cas de vomissement, on peut essayer le lait glacé coupé d'eau de chaux, la potion de Rivière bromurée, etc.

Les cas d'œnomanie sur-aiguë nécessitent l'isolement absolu du malade, auquel il faut éviter tout entourage qui excite ses incohérences et sa jactitation. Il est parfois nécessaire d'attacher le malade dans son lit ou de lui faire revêtir la camisole de force. Si le délire, éminemment dépressif et d'épuisement, tend à se terminer par le coma, il faut donner au sujet du sirop d'éther, le soumettre aux courants continus, lui faire prendre du vin de quinquina au Banyuls, ou la potion suivante par cuillerées à bouche (Monin) :

Eau chloroformée.	120 gr.
Sirop de menthe poivrée.	30
Alcool camphré	15
M. S. A.	

Les Américains emploient aussi la limonade

sulfurique à hautes doses et la teinture de digitale, 1 gr. 50 en potion.

Il y a peu de temps, Leudet (de Rouen) a protesté, avec raison contre les abus de la médication opiacée dans le delirium tremens et fourni une importante statistique de guérisons obtenues par l'hygiène seule et la décoction de quinquina. Cette statistique peut être vraie pour l'amylisme normand. Mais le *delirium* de l'absinthisme et de l'alcoolisme parisiens nécessite fréquemment l'intervention de l'opium et d'autres médications. L'essentiel, c'est de ne pas rendre, par des abus thérapeutiques, la médication plus dangereuse que le mal. *In medio stat virtus : primo, non nocere.*

Dans la convalescence du *delirium tremens*, les malades doivent être longuement soumis à l'usage des pilules suivantes (Monin).

Extrait de café.	0.10	centigr.
Quassine amorphe	0.005	milligr.
Sulfate de strychnine. . .	1/2	milligr.

F. S. A. une pilule.

(En prendre cinq à huit par jour.)

Contre *l'œnomanie furieuse*, John Gray prescrit des lavements avec cent vingt-cinq grammes d'eau fraîche et 4 grammes d'éther sulfurique, ainsi que les pilules suivantes, qui nous ont donné, plusieurs fois, de bons résultats :

Extrait de noix vomique / Chlorhydrate de morphine	ââ 0.40
Pipérine.	0.50
Hyosciamine	0.15

M. pour trente pilules.

(Une toutes les trois heures environ.)

Delioux de Savignac prescrit, contre le délire alcoolique, une cuillerée à soupe, d'heure en heure, de la potion suivante :

Eau gommée / Vin rouge	ââ 60 gr.
Sirop de tolu.	30 gr.
Ext. aqueux de quinquina. . .	4
Teinture de musc.	5

M. S. A.

Le koumys et le képhir, ces « champagnes lactés » du Caucase, par l'acide carbonique et l'alcool de lait (lactose fermentée) qu'ils renferment en abondance, constitueraient (d'après notre éminent maître Dujardin-Beaumetz) un utile intermédiaire entre l'alimentation habituelle de l'ivrogne et la diète exclusivement lactée qui lui est si profitable.

Rappelons-nous, enfin, cet aphorisme de Magnan : « La fixation au lit, c'est la mort de l'alcoolique, » et laissons au malade la liberté absolue de ses mouvements.

Alcoolisme chronique. — Si nous voulions développer la thérapeutique de l'alcoolisme, nous aurions besoin du format d'un gros livre. Nous nous bornerons, pour terminer ce modeste travail, à indiquer sommairement les grandes lignes générales de traitement, qui doivent diriger le praticien en face d'un alcoolique.

La première indication est de faire cesser toute libation, pour ne pas augmenter les lésions des tissus et faciliter la réparation des désastres acquis. Ensuite, il faut relever, exalter la nutrition, par la diète lactée, les eaux minérales digestives, la cure de petit lait, le séjour à la campagne et la vie en plein air. Comme médicaments, le quinquina et les toniques. L'hydrothérapie, dont l'action décongestionne et répare les tissus malades, rend de très grands services aux alcooliques hallucinés et délirants. Béni-Barde conseille alors la douche en pluie et les affusions froides à percussion légère et répétée. Le même auteur a fort bien signalé les contre-indications de la méthode hydriatique : le catarrhe pulmonaire, l'hémoptysie, l'atonie et la stéatose du cœur, les poussées congestives du cerveau, l'albuminurie prononcée, telles sont les plus importantes.

Les amers (colombo, quassia) les laxatifs (rhubarbe, calomel), les névrosthéniques (asa fœtida, bromure), les stimulants diffusibles (camphre, éther) sont de bons palliatifs de l'alcoolisme chronique, capables de lutter contre certains accidents avec de réels avantages. La teinture thébaïque, que les centres nerveux de ces malades supportent à merveille, pallie aussi les lésions produites. Le phosphure de zinc, à la dose élevée de dix centigrammes par jour présenterait, d'après le docteur d'Ancona (de Padoue) une action à la fois antidotique et prophylactique, modificatrice à la fois de l'organisme du buveur et de ses sentiments futurs.

Nous attachons une bien plus réelle confiance à la médication strychnée, éminemment stimulante du système cérébro-spinal et véritable antagoniste physiologique des symptômes. Depuis près de dix ans que nous sommes à même de l'expérimenter, en notre qualité de médecin de l'octroi de Paris, nous avouons qu'elle remplit, à merveille, ce rôle d'antidote de l'alcool, lorsque, toutefois, les lésions ne sont point trop avancées. On arrive à donner, sans accidents, des doses vraiment colossales de strychnine, ainsi que Luton et Lardier (de Rambervillers) l'ont remarqué avant nous. Or, il est une loi thérapeutique qui veut que la tolérance de l'organisme pour une médication soit la preuve que cette médication est indiquée. De plus, le strychnisme se traite avantageusement par l'alcool. Trousseau a même signalé des accidents tétaniques avancés guéris par cette potion :

Vin blanc de Saumur.	400 gr.
Teinture de cannelle	40
Sirop de gomme.	60
M.	

Dans certains cas graves d'alcoolisme, Luton (de Reims) a administré au malade, avec succès, des injections sous-cutanées de sulfate de strychnine au centième, injectant ainsi de cinq milligrammes jusqu'à sept centigrammes par jour, de sel actif.

Quant à nous, nous employons rarement cet alcaloïde ; préférant, le plus souvent, unir la médication strychnée à la médication opiacée, nous recourons à la noix vomique et à la fève

Saint-Ignace. Voici quelques-unes de nos formules les plus usuelles :

Poudre de fèves Saint-Ignace. . . 5 gr.
— chlorhydrate de morphine. 0.05 cent.
M. S. A. et diviser en douze cachets.

Trois par jour.

Elixir parégorique } ãã p. œ.
Teinture de Baumé }
M.

Douze gouttes, quatre fois par jour, dans un peu de menthe poivrée.

Infusion de camomille.	300 gr.
Teinture de capsicum.	10
— de noix vomique. . . .	3

M. S. A. pour un lavement.

Sirop d'anis étoilé.	200 gr.
Teinture de fèves Saint-Ignace. .	15
— de vanille.	20
— de quillaya.	10

M. S. A.

Une cuillerée à soupe, trois fois par jour, dans du thé léger.

Vin de quinquina }
Vin de gentiane. } ãã 125 gr.
Vin de colombo. }

Teinture de noix vomique. .	30 gr.
— thébaïque. . . .	15

M. S. A.

Quatre cuillerées à soupe par jour.

On peut varier ces formules à l'infini : mais parmi les meilleures préparations, celle liquide à base de teinture de Baumé et d'élixir parégorique est la plus efficace ; celle solide est la poudre de fèves Saint-Ignace et de morphine.

Pour guérir les paralysies alccooliques, les injections de morphine, les douches, l'exercice, le massage et l'électricité statique sont les moyens à employer : ils réussissent en partie seulement, parce qu'il y a, dans ces cas, des lésions nerveuses profondes.

Contre les crampes, parfois pénibles, on emploie la paraldéhyde ou bien la potion suivante (Monin) :

Sirop de fleurs d'oranger.	200 gr.
Eau de laurièr-cerise.	15
Teinture de coca.	20
Bromure d'ammonium.	10

M. S. A.

A donner par cuillerée à soupe.

Contre la dyspepsie ectasique et flatulente

des ivrognes, nous prescrivons avec succès la poudre suivante (Monin) :

Craie préparée.		60 gr
Poudre de	vanille.	30
—	badiane	20
—	cascarille	10
—	magnésie	5
—	fèves Saint-Ignace. .	10

M. S. A.

Une cuillerée à café avant le repas.

S'il y a de la gastralgie, c'est-à-dire de la douleur, nous donnons avant chaque repas une ou deux des pilules suivantes (Monin)

Ext. de quinquina — de rhubarbe — de valériane — de noix vomique	àâ 4 gr.
Poudre de Dower. . . .	6 gr.

M. S. A. pour 35 pilules.

La cirrhose alcoolique est curable, au début, par le régime lacté exclusif, l'iodure de sodium à petites doses, les eaux alcalines, les vésicatoires souvent répétés, l'infusion de rhubarbe et de cardamome (4 gr. de chaque pour 300 gr. d'eau). S'il y a de l'ascite, la ponction doit être faite, sauf dans les cas de cachexie, bien entendu.

Au début des engorgements hépatiques, on administre souvent avec succès les pilules de Dujardin-Beaumetz :

Calomel	0.10 centigr.
Sublimé	0.002 milligr.

M. S. A.

Nous avons eu raison dernièrement d'un cas de cirrhose à forme aiguë, par l'usage des grands lavements froids avec la décoction de camomille et de quinquina et l'administration, par la bouche, d'essence de térébenthine à hautes doses. Pour établir cette médication, nous nous basions sur une analogie possible de la cirrhose aiguë alcoolique (buveur de vin de Bercy) avec l'hépatite de l'intoxication phosphorée, dont la térébenthine est l'antidote. Nous signalons à nos confrères notre essai heureux, que nous espérons bien renouveler à la prochaine occasion.

Surtout, n'oublions pas, en terminant, que la base de toute thérapeutique, chez un alcoolique réside dans la *Sobriété* : « La force de l'âme, comme celle du corps, a dit Marmontel, réside dans la tempérance. »

FIN

TABLE ANALYTIQUE DES MATIÈRES

Pages.

Extrait du rapport de la Commission VII

Préface du Dr Dujardin-Beaumetz IX

Généralités et avant-propos. But de l'ouvrage. — Il faut vulgariser l'alcoolisme et faire voir ce fléau aussi noir qu'il est en réalité. — Esquisse des misères individuelles et sociales engendrées par l'alcool. — Deux mots d'historique. — Alcoolisme aigu et alcoolisme chronique. — Divisions en chapitres de notre travail 3-20

CHAPITRE Ier. — **Ivrognerie, ivresse.** Leur définition. — La vie et la mort de l'ivrogne. — Ses maladies et son état social. — Les formes et les périodes de l'ivresse. — Le délirium tremens. — Quelques observations typiques d'alcoolisme aigu. 23-40

CHAPITRE II. — **Les maladies des buveurs.** Tableau synoptique de la pathologie de l'alcool. — Lésions alcooliques sur nos divers organes. — Action sur le sang, le tube digestif, le foie, les viscères, la circulation, la respiration, les organes génito-urinaires, la peau, etc. — L'alcool et les maladies chirurgicales. — L'alcool et les diathèses. — Action sur la descendance; maladies des enfants issus d'alcooliques. — Hérédité et dégénérescence. — Observations recueillies en Angleterre 41-72

Pages.

CHAPITRE III. — **L'étendue de l'alcoolisme, son expansion pandémique.** Un poison ethnique. — Statistiques européennes et américaines. — Boissons exotiques. — L'alcoolisme en France. — Le mal dans les campagnes et dans les cités. — Préjugés populaires sur l'alcool. — Variabilité de l'alcoolisme suivant les races. — L'alcool et l'armée : mesures à prendre. — L'alcool et le sexe féminin. — L'alcool et l'enfant. — La famille en Normandie. — Effets de l'alcool sur le foyer conjugal........ 73-102

CHAPITRE IV. — **L'alcool et le système nerveux.** Action élective. — Lésions cérébrales variées. — Troubles sensoriels. — Délire. — Aliénation mentale. — Maladies du cerveau et de la moëlle. — Folie et criminalité. — Troubles cérébraux : leur évolution chez le buveur. — Les paralysies alcooliques. — Tremblements et hallucinations. — Délire lugubre et délire professionnel. — Comment le crime dérive de la folie. — Formes variables de l'alcoolisme psychique. — Homicide et suicide... 103-126

CHAPITRE V. — **Responsabilité des alcooliques.** Action de l'alcool sur la liberté morale. — Une folie artificielle. — Affaiblissement ou suppression de la responsabilité ? — L'ivrognerie est volontaire et partant responsable. — L'alcoolisme est voisin de l'aliénation. — Ses actes délictueux étranges et maniaques. — Fous criminels. — Quelques observations — Résumé poétique des symptômes cliniques de l'alcoolisme chronique............. 127-146

CHAPITRE VI. — **Action des diverses boissons. — Les boissons distillées.** Les eaux-de-vie. — Leurs falsifications; leurs innombrables variétés. Action du cognac, du marc, du calvados, du rhum, etc... — Egg-nogg, champoreau, mêlé-cassis. — L'action physiologique et pathologique 147-165

CHAPITRE VII. — **L'absinthe.** L'absinthe et l'armée. — Un poison de l'intelligence. — L'apéritif aux yeux

Pages.

verts, grande vitesse pour Charenton. — Symptômes de l'absinthisme. — Falsifications. — Une bonne recette. — Le privilège épileptigène des essences : vulnéraire, eau de mélisse, etc... — Alcools mauvais goût 167-185

Chapitre VIII. — **Boissons fermentées usuelles.** Le vin, ses variétés, ses avantages. — Hygiène du vin. — Vin blanc et vin rouge, leur action différente. — L'alcoolisme par le vin. — Pourquoi il se développe de plus en plus, avec les fraudes commises sur le jus de la vigne. — Coupages et vinage. — Le vin et la cirrhose du foie : beaux travaux du Dr Lancereaux. — L'apoplexie girondine. — L'alcoolisation des vins. — Le vermouth. — Le « vigneron champenois ». — La bière et ses avantages hygiéniques. — Falsifications. — L'ivrognerie aqueuse. — La bière et le mal de Bright. — Le cidre, son extension actuelle. — Bon et mauvais cidre. — Altérations et sophistications. — Une boisson peu stomachique. — Mœurs bretonnes et normandes. — Quelques conseils techniques pour faire de bon cidre 187-231

Chapitre IX. — **La dipsomanie**, ses causes, symptômes, traitement; sa distinction de l'alcoolisme 233-242

Chapitre X. — **Remèdes préventifs et curatifs.** Un mot d'historique. — Tempérance et abstinence. Lois contre l'ivresse. — Le café contre-poison de l'alcool. — Les « Band of Hope » et les « Croix bleue ». — Bill contre les « gin palace ». — Croisade contre les médecins. — Mesures prises par les patrons. — Mesures fiscales. — L'instruction et la vulgarisation. — Contagion de l'exemple. — Réformes économiques et sociales. — Lois contre les cabarets. — Monopole des alcools. — Mesures à prendre contre les falsifications. — Réforme et suppression des octrois et de l'impôt sur les bois-

Pages.

sons. — Le rapport Claude et les bouilleurs de crûs. — Favorisons les boissons fermentées de bonne qualité contre les boissons distillées impures. — Une patente à établir. — Mesures à prendre contre les ivrognes de profession. — Traitement médico-pharmaceutique de l'alcoolisme aigu et chronique. — Médecine des symptômes. — Formules diverses tirées de notre pratique journalière.......... 243-303

Tours, imp. DESLIS frères.